ÉTUDE CLINIQUE

ET

TRAITEMENT

DE

L'ULCÈRE DU DUODÉNUM

PAR

Le Dr François LADEVÈZE

Ancien Externe des Hôpitaux de Lyon.

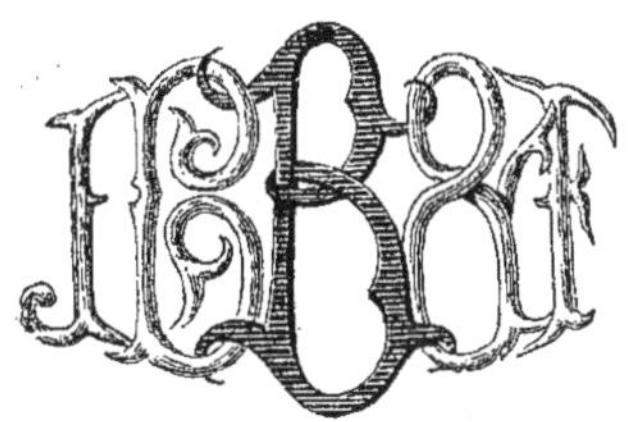

PARIS

LIBRAIRIE J.-B. BAILLIÈRE ET FILS

Rue Hautefeuille, 19, près du Boulevard Saint-Germain

—

1900

ÉTUDE CLINIQUE

ET

TRAITEMENT

DE

L'ULCÈRE DU DUODÉNUM

ÉTUDE CLINIQUE

ET

TRAITEMENT

DE

L'ULCÈRE DU DUODÉNUM

PAR

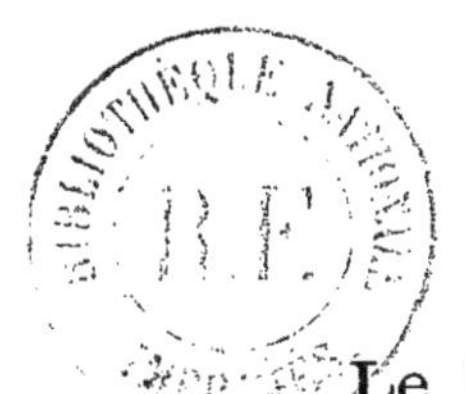

Le Dr François LADEVÈZE

Ancien Externe des Hôpitaux de Lyon.

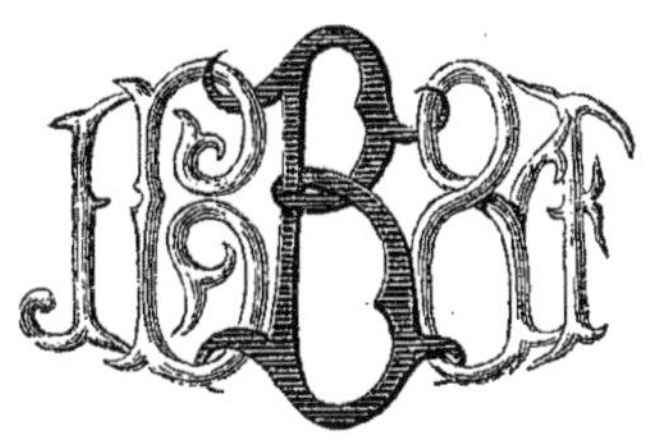

PARIS

LIBRAIRIE J.-B. BAILLIÈRE ET FILS

Rue Hautefeuille, 19, près du Boulevard Saint-Germain

1900

INTRODUCTION

Jusqu'à ces dernières années, les traités de médecine s'étendaient très peu sur l'ulcère du duodénum. Pourtant, l'histoire de cette affection remonte à une époque assez éloignée, puisque la première observation en est due à Robert *(Bulletin de la Soc. anat.*, Paris, 1828) ; depuis, on compte, sur ce sujet, les thèses de Falkenbach (Berlin, 1863), Morot (Paris, 1863), Teillais (1869), Lemoine (1872), Niedergang (1881), l'article de M. Bucquoy (1888), et enfin l'intéressante monographie de Collin 1894.

Mais, des très nombreuses observations publiées jusqu'à ce jour, les unes ne contiennent que des examens anatomo-pathologiques sans aucune donnée clinique, le malade ayant été emporté brusquement par une complication telle que la perforation ou l'hémorragie ; les autres, au contraire, assez complètes au point de vue clinique, manquent du contrôle anatomo-pathologique. D'autre part, la pathogénie ne semble pas discutée ; quant au traitement, on ne lui réserve qu'une part tout à fait minime, souvent insignifiante.

Sous l'inspiration de notre maître, M. Jaboulay, nous avons pu réunir un certain nombre d'observations publiées ces dernières années, où le diagnostic clinique a été posé pendant la vie, et a été vérifié, soit au cours d'une intervention chirurgicale, soit par l'autopsie.

Dans plusieurs de ces observations, nous montrons que l'hyperacidité, contrairement à l'opinion d'un maître qui avait prévalu, fut nettement constatée ; cette notion de l'hyperacidité doit être d'un grand secours, non pour assurer un diagnostic ferme, mais pour le limiter entre ces deux termes : ulcère de l'estomac, ulcère du duodénum.

Le chapitre des complications s'est notablement enrichi ; à citer, parmi les plus importantes, l'anémie pernicieuse progressive, les abcès du foie, les péritonites enkystées, etc. Le diagnostic a été complété.

Enfin, nous avons étudié d'une manière spéciale le traitement de cette affection.

Faisant la plus large part au traitement médical, nous croyons qu'après échec reconnu d'une médication interne et d'un régime prolongés, il faut intervenir chirurgicalement. La gastro-entérostomie a été le plus fréquemment employée. M. Jaboulay a pratiqué, cette année, une opération plastique, la duodénoplastie, qui a donné un remarquable succès ; nous avons trouvé, dans la littérature médicale, sept cas semblables suivis de succès. En présence de pareils résultats, nous pensons que cette opération est l'opération de choix pour la cure radicale de l'ulcère du duodénum.

Au cours de ce travail, nous avons procédé à une enquête auprès des maîtres de la chirurgie gastro-intestinale ; la plupart ont bien voulu nous exposer leurs vues, nous fournir des observations, et approuver l'opération nouvelle que nous leur proposons ; nous sommes heureux de les remercier ici de leur parfaite amabilité.

Nous garderons un souvenir particulièrement affectueux de nos chefs de service, qui, soit pendant notre externat, soit pendant nos suppléances d'interne à la Charité, à l'Antiquaille ou à l'Hôtel-Dieu de Lyon, nous ont prodigué un enseignement fécond et varié : à tous ces maîtres éminents et dévoués de la Faculté et des Hôpitaux, merci.

ÉTUDE CLINIQUE

ET

TRAITEMENT

DE

L'ULCÈRE DU DUODÉNUM

CHAPITRE PREMIER

ÉTIOLOGIE

D'après les statistiques, l'ulcère du duodénum serait quinze fois moins fréquent que celui de l'estomac ; mais il faut tenir compte de ce fait que souvent il passe inaperçu pendant la vie, soit qu'il subsiste à l'état latent, soit qu'il soit confondu avec une autre affection ; d'autre part, on ne vérifie pas toujours, dans les autopsies, l'état du duodénum.

On en a observé quelques cas dans la première enfance, mais il survient habituellement à l'âge adulte et surtout chez les hommes : sur 26 cas que nous présentons, nous avons trouvé 18 hommes et 5 femmes ; dans les autres cas, le sexe n'était pas mentionné. Sur 13 hommes, dont on donne l'âge, 9 ont respectivement 20, 32, 39, 40, 42, 44, 45, 46, 52 et 58 ans, 4 ont 40 ans, 3 femmes ont 28, 38, 42 ans.

La pathogénie n'est pas encore élucidée. Les auteurs

sont divisés : les uns l'assimilent à l'ulcère de l'estomac et incriminent l'hyperacidité chlorhydrique ; les autres en font une affection indépendante de celles de l'esto-mac et l'attribuent à l'action des acides organiques, lactique et butyrique.

Dans l'observation que nous présentons plus loin, nous signalerons la présence d'une ancienne otorrhée pour laquelle le malade dut subir plusieurs interven-tions. Il peut y avoir une certaine relation entre cette suppuration dont le produit était incessamment dégluti depuis de nombreuses années et l'existence de l'ulcère.

Dans une seconde observation, on voit que le ma-lade avait eu plusieurs fois des coliques de plomb : cette relation avait été déjà signalée une fois par Alvazzi-Defrate [1]. D'après cet auteur, l'ulcère trou-verait, chez les Saturnins, des conditions de vaso-constriction et d'anémie vasculaire qui le localiseraient au duodénum, de même que, chez les chlorotiques, la localisation serait dans l'estomac.

L'alcoolisme semble être une cause prédisposante : M. Verger [2] a présenté un cas d'ulcère du duodénum coïncidant avec une cirrhose atrophique chez un homme de quarante-quatre ans. Il est très probable que les deux lésions étaient sous la dépendance du même fac-teur qui, en l'espèce, était l'alcoolisme.

[1] *Gazzetta medica di Torino*, 1897.
[2] *Société anat. de Bordeaux*, 6 déc. 1899.

CHAPITRE II

SYMPTOMES. — COMPLICATIONS. — TERMINAISON

§ 1. — Symptômes.

Rosenheim[1] divise en trois catégories les cas d'ulcère
du duodénum :

1° Latence complète pendant la vie ; mort d'une
affection intercurrente ;

2° Latence ; mort rapide par : *a)* hémorragie ; *b)* perforation ;

3° Ulcère chronique, diagnosticable pendant la vie.

On pourrait, suivant MM. Devic et Roux, créer une
quatrième catégorie pour les cas où, la symptomatologie clinique faisant défaut, l'ulcère ne se révèle que
par une complication telle que l'ictère, les abcès sous-
phéniques, les rétrécissements du duodénum, etc.

Nous ne nous occuperons ici que de l'ulcère chronique présentant une symptomatologie qui permet le
diagnostic. La première catégorie, en effet, ne présente
d'intérêt qu'au point de vue anatomo-pathologique ; le

[1] Rosenheim, *Pathologie und Therapie der Darmkranheiten*,
1893.

tableau clinique de la seconde catégorie se résume, soit aux signes d'une hémorragie interne survenant avec les caractères que nous indiquerons plus loin, soit au tableau de la péritonite aiguë, sans qu'on puisse le plus souvent en découvrir la cause ; pour ce dernier cas, nous renvoyons aux thèses récentes de Le Renard, Chapt, Darras, Houzé, Abram : (Paris, 1891, 1895, 1896, 1897, 1898).

Trois symptômes dominent toute l'histoire de l'ulcère du duodénum : les hémorragies intestinales et la douleur, les troubles digestifs. A côté, nous trouvons des symptômes d'ordre secondaire.

Hémorragies intestinales. — Les hémorragies duodénales se présentent dans une proportion qu'il est presque impossible de déterminer[1], parce qu'elles se traduisent habituellement par du méléna, qui passe facilement inaperçu. Souvent elles sont la première manifestation de l'ulcère.

Ce symptôme est de première importance, puisqu'il nous indique sûrement l'existence d'une lésion dans une partie du tube digestif.

Elles revêtent trois formes cliniques :

1° Une forme foudroyante, aboutissant à la mort. On a, pendant la vie, tous les signes d'une hémorragie interne ; à l'autopsie, on trouve l'intestin rempli de sang ;

2° Une forme aiguë, dans laquelle des hémorragies

---

[1] D'après Krauss, elles se produisent dans 33 pour 100 des cas ; d'après Parry et Shaw, dans 13 pour 100 seulement.

de moyenne intensité se répètent fréquemment et épuisent le malade ;

3° Une forme chronique, où les hémorragies sont moins abondantes, mais continues et tenaces, souvent d'ailleurs passant inaperçues. Dans ce cas, il faut recourir à une examen méthodique des selles et des vomissements, en employant au besoin le microscope. On pourra aussi se servir des procédés d'Almen, de Korczinski et Jaworski[1], bien qu'ils soient de moindre valeur, puisqu'ils ne décèlent que l'hémoglobine et que celle-ci peut avoir une autre source, l'alimentation par exemple (Devic et Roux).

Le début de ces hémorragies est variable, parfois brusque, le plus souvent insignifiant et n'attire pas l'attention du malade.

Elles se traduisent ordinairement par du méléna. Il peut y avoir hématémèse par suite du reflux du sang dans l'estomac, mais c'est l'exception. Dans ce cas, d'ailleurs, il y a toujours méléna consécutif, ce qui, d'après MM. Devic et Roux, constitue un caractère d'assez grande valeur pour le diagnostic avec l'ulcère de l'estomac.

Quant aux phénomènes qui accompagnent la production de l'hémorragie, ils varient suivant l'abondance de cette dernière. Nuls dans les cas d'hémorragies légères et passagères, ils sont plus marqués dans les hémorragies graves. Ils se traduisent alors par du malaise, de la pâleur de la face, des vertiges, des troubles visuels, du refroidissement des extrémités, de la ten-

---

[1] Bouveret, *Traité des maladies de l'estomac.*

dance aux lipothymies, et parfois par une syncope terminale.

Dans les cas moyens, ces phénomènes se réduisent à quelques symptômes abdominaux simulant une indigestion et suivis au bout de quelques heures de méléna.

La durée de l'hémorragie est variable de quelques minutes à quelques heures; parfois elle est continue.

Enfin, le caractère le plus important, c'est que ces hémorragies surviennent ordinairement deux ou trois heures après le repas et s'accompagnent d'un point douloureux que nous allons étudier.

Douleur. — La douleur est remarquable par son irrégularité. Tantôt aiguë et lancinante, donnant la sensation d'un coup de canif ou d'une brûlure, tantôt sourde et contuse, réduite quelquefois à une sensation de gêne ou de pesanteur, elle est le plus souvent rémittente, rarement continue; elle est spontanée ou provoquée; parfois elle diminue par la position accroupie, le décubitus latéral droit ou une forte pression sur la région épigastrique; d'autres fois, au contraire, elle est exaspérée par la moindre pression ou par le décubitus latéral gauche (cas de Devic et Roux). Parfois enfin, on constate la coexistence d'une douleur sourde, continue, généralisée à tout l'abdomen, et d'une douleur aiguë, lancinante, survenant par accès et bien localisée.

Elle offre deux caractères distinctifs :

a) Le *moment d'apparition*. Elle peut apparaître à la suite d'un mouvement, d'un effort, mais le plus sou-

vent au moment du passage du contenu stomacal dans
le duodénum; pour Bucquoy, Rosenheim et Chvosteck,
deux ou trois heures après le repas ; pour Wunderlich,
six heures ; pour Oppenheimer, d'une demi-heure à
quatre heures.

Parfois elle est presque continue (Roux et Devic),
avec quelques rémissions de temps en temps.

La durée est en général courte.

Chvosteck a observé un malade chez qui l'ingestion d'un verre de vin, au début des douleurs, les
diminuait beaucoup et même les faisait disparaître. Il
explique le phénomène par une action réflexce ame-
nant la fermeture du pylore et l'interruption du passage
des aliments.

C'est par un mécanisme identique que les douleurs
cessent après les vomissements.

b) Son *siège* : Bucquoy en fixe les limites sur une
ligne allant de l'ombilic au rebord des fausses côtes,
sur le bord interne du grand droit, au-dessous du bord
inférieur du foie. Ces limites se rapportent aussi à la
vésicule. C'est pourquoi, dans beaucoup d'observations, on voit le point douloureux placé au niveau de la
vésicule biliaire. Albers l'a observé une fois à gauche,
dans un cas où l'estomac, dévié à gauche, avait entraîné
le duodénum. Dans 5 cas, Collin l'a signalé 2 fois à la
région pylorique, 2 fois à l'hypocondre droit, 1 fois à
la région indiquée par Bucquoy. Sur 42 cas, Parry and
Shaw le rapportent 6 fois à l'hypocondre droit, 12 fois
à l'épigastre, 24 fois dans l'abdomen sans point déterminé.

Donc, le siège n'est pas absolument fixe. Quant aux

irradiations, elles sont multiples : vers l'épigastre et l'épaule gauche (Bucquoy), vers le sein droit et l'épaule droite (Meyer), entre les deux épaules, aux deux membres inférieurs; parfois, douleur spinale analogue au point rachidien de l'ulcère gastrique (Collin); Bernheim met en doute l'existence de cette douleur rachidienne ; il prétend l'avoir fait naître à volonté par la suggestion.

Troubles digestifs. — Les troubles digestifs sont très variables dans leur nature, leur intensité et leur évolution. Ils rappellent en général le tableau de l'hyperchlorhydrie pour l'ulcère en activité, et celui du catarrhe muqueux pour l'ulcère chronique.

Bucquoy croit qu'ils sont moins accusés que dans l'ulcère gastrique; nous les avons trouvés dans quinze de nos observations.

Chimisme gastrique. — Nous n'avons trouvé que 11 cas d'ulcère du duodénum où le chimisme gastrique ait été pratiqué : 3 cas d'A. Robin, 1 cas de Reckmann, 1 de Devic et Roux, 1 de Georgiewsky, 1 de Max Einhorn, 2 de Codivilla, 1 de Talma et 1 de M. Josserand.

A. Robin conclut de ses trois observations citées dans la thèse de Collin que l'hyperacidité était due non à l'acide chlorhydrique libre, mais à la présence des acides organiques lactique et butyrique, il l'oppose à l'hyperacidité chlorhydrique que l'on trouve dans l'ulcère de l'estomac. Reckmann[1] (service d'Ewald) trouva également de l'hypochlorhydrie.

[1] Devic et Roux, *loco citato*.

A ces quatre observations qui n'ont pas subi le contrôle de l'autopsie ou de l'intervention chirurgicale et dont la valeur démonstrative est d'autant diminuée, nous opposons les observations suivantes :

Devic et Roux (obs. III), Georgiewsky[1] (obs. I) ont trouvé chacun, dans leur cas, par l'analyse du suc gastrique, de l'hyperchlorhydrie. L'autopsie a confirmé le diagnostic d'ulcère du duodénum.

Dans les cas de Max Einhorn (obs. III, p. 76) et de Codivilla (obs. V et VIII), où l'on opéra, on note hyperchlorhydrie dans le premier, vomissements acides dans les deux derniers.

M. Boudin (obs. IV) a présenté à la *Société des sciences médicales de Lyon*, le 27 avril 1898, un ulcère du duodénum provenant d'un homme chez lequel l'analyse d'un vomissement avait donné 4,16 comme acidité totale ; il n'y avait pas d'acide lactique.

Enfin, M. Talma (obs. II) nous communique un cas d'ulcère du duodénum constaté à l'autopsie, où l'acidité totale atteignit 4 pour 1000.

Aussi conclurons-nous avec Devic et Roux, de ces sept cas où eut lieu l'examen *post mortem* ou opératoire :

L'ulcère chronique du duodénum est, comme celui de l'estomac, fonction de l'hyperacidité chlorhydrique. Dans le cas où le diagnostic est douteux, l'examen du chimisme gastrique le limitera à ces termes : ulcère de l'estomac ou ulcère du duodénum.

[1] Georgiewsky, *Bolnitsch Gaz. Botkina*, 1895, n° 5o.

Troubles réflexes. — Mayne[1] et Potain ont décrit un cas où dominaient des accès de *dyspnée paroxystique*, accompagnés d'une toux quinteuse et d'orthopnée, survenant sans cause appréciable, quelquefois à l'occasion d'un changement de position. Ces accès s'accompagnaient de palpitations avec petitesse du pouls ; mais l'auscultation ne dénotait rien de spécial. C'est probablement un acte réflexe. Bucquoy le considère comme « le résultat du retentissement à distance de l'inflammation de la séreuse péritonéale » ; Potain, qui a observé des cas de dyspnée paroxystique, l'attribue à un réflexe déterminé par l'irritation de la muqueuse intestinale, sans que le péritoine soit en cause.

Dans un cas, Ord[2] a signalé une dilatation du cœur gauche.

Phénomènes généraux. — Les phénomènes généraux sont en rapport avec l'intensité de la douleur, l'abondance des hémorragies et la nature des troubles digestifs.

On a noté parfois une coloration bronzée de la peau comme dans la maladie d'Addison.

Il n'y a pas de fièvre, excepté dans le cas d'anémie extrême.

Urines : la densité est augmentée ; le taux de l'urée monte ; il y a parfois de l'albuminurie et des sédiments; mais jamais desucre ; l'urohématine s'accroît ; l'indican apparaît.

---

[1] Mayne, *Arch. génér. de médecine.* t. XXVII.
[2] *Bristish med. Journal,* 1891.

§ 2. — **Complications**.

Les unes apparaissent pendant la période d'activité de l'ulcère ; les autres, plus tardives, sont le résultat de l'évolution de l'ulcère dans le sens de la cicatrisation ou dans le sens de la perforation.

I. COMPLICATIONS SURVENANT PENDANT LA PÉRIODE D'ACTIVITÉ DE L'ULCÈRE.

A. **Anémie**. — L'anémie est une complication fréquente et grave.

Dans sa forme aiguë, elle amène la mort en quelques jours ou en quelques heures, avec des phénomènes d'algidité et de collapsus ; ces signes peuvent précéder l'évacuation du sang au dehors ; Bucquoy put prévoir, dans un cas, une hémorragie intestinale trois jours avant l'apparition du méléna.

Dans sa forme chronique, elle se manifeste d'abord par une phase aiguë intense, puis les phénomènes s'amendent, l'anémie se traduit alors par ses signes habituels : troubles de la vue, bourdonnements d'oreilles, vertiges, décoloration des téguments, etc.

Le pronostic de l'anémie d'origine duodénale est, d'après la majorité des auteurs, moins grave que celui de l'anémie d'origine gastrique ; la caractéristique de cette anémie est le prompt rétablissement des malades, à cause de la tolérance de l'estomac et de l'intégrité des autres fonctions digestives qui permettent une bonne alimentation.

Anémie pernicieuse progressive.

La terminaison de l'ulcère du duodénum par le syndrome anémie pernicieuse n'a été signalée, à notre connaissance du moins, qu'une seule fois par MM. Devic et Roux, mais elle a été observée plusieurs fois par Zahn et par M. Bouveret, dans l'ulcère de l'estomac et de l'œsophage.

« Dans notre observation, disent MM. Devic et Roux, le tableau clinique de l'anémie pernicieuse progressive était au complet. L'anémie était telle que le malade ne pouvait se tenir debout sans menace de syncope ; il avait des palpitations au moindre effort ; les téguments, complètement décolorés, étaient d'une pâleur cireuse. L'auscultation révélait dans les vaisseaux du cou un bruit de diable très prononcé et, à la base du cœur, un souffle systolique doux ; le souffle oculaire était intense, les hémorragies rétiniennes nombreuses et caractéristiques, et, malgré ces signes d'anémie extrême, l'embonpoint était relativement conservé.

« Enfin l'examen du sang révélait une déglobulisation intense (un peu plus d'un million pour la première numération, un peu moins pour la seconde) avec des globules rouges, pour la plupart petits, quelques-uns déformés, très peu de géants. Le diagnostic était donc indiscutable et, si nous n'avions eu pour nous guider l'existence de mélénas antérieurs à l'apparition de l'anémie, les douleurs abdominales et l'examen du suc gastrique, nous en eussions fait sûrement une anémie pernicieuse progressive essentielle. »

Par quel mécanisme un ulcère duodénal ou stomacal parvient-il à produire ce syndrome? car, dans le cas précédent, l'anémie pernicieuse était nettement secondaire à l'ulcère.

Arloing, Vinay, Kirmisson, et surtout Hayem, ont bien montré comment se faisait la régénération du sang après les hémorragies. La régénération est très rapide et se traduit par une augmentation considérable du nombre des globules rouges qui va en progressant pendant plusieurs jours, même si l'hémorragie a été intense. Mais si les hémorragies se répètent fréquemment, cette poussée formative fait défaut, la réparation se fait lentement et progressivement; si les hémorragies sont encore plus tenaces, les organes hématopoiétiques arrivent à un état d'épuisement et de dénutrition tel que non seulement la réparation ne se fera pas, mais que l'anémie continuera à augmenter. Que cet épuisement, au lieu d'être temporaire, devienne définitif, on aura l'anémie pernicieuse progressive. Hayem, en effet, n'a-t-il pas défini celle-ci : *Un épuisement du processus normal de sanguinification?*

Quelles sont les causes qui rendront définitif cet épuisement des organes hématopoiétiques? C'est là un point très obscur, mais il semble qu'on doit accorder la plus grande importance à la façon dont s'opèrent les fonctions digestives (Devic et Roux).

Dans le cas particulier dont il s'agit ici, anémie pernicieuse progressive paraît pouvoir être attribuée à deux facteurs : d'une part les hémorragies répétées qui causent l'épuisement des organes hématopoiétiques, d'autre part les troubles de la nutrition qui rendent cet épuisement définitif, et dont la cause réside dans la lésion duodénale.

B. Ictère. — L'ictère est une des complications les plus fréquentes. Il se produit de deux façons : ou bien l'ulcère, siégeant au voisinage de l'ampoule de Vater, produit une gêne mécanique dans l'écoulement de la bile ; ou bien l'ulcération produit une inflammation ascendante qui se propage aux voies biliaires et amène un ictère catarrhal.

La cicatrisation de l'ulcère est aussi souvent cause d'une autre variété d'ictère par rétention, que nous retrouverons plus tard.

Le premier des deux mécanismes énoncés se réalise assez rarement. Lorsque l'ulcère siège au voisinage de l'ampoule de Vater, il se forme, par suite de l'irritation, une sorte de boursouflement de la muqueuse intestinale, qui obstrue la lumière du canal excréteur déjà encombré de mucosités. Si l'ulcération est assez près de la *caruncula major* de Santorini, elle peut détruire son orifice ; l'ictère disparaît alors.

Le second mécanisme a été observé plus souvent. On note quatre cas où l'ictère catarrhal accompagnait les symptômes de l'ulcère duodénal. Ce sont les cas de Hénoch, Mayer, Kraüss et Emmert[1], ce dernier étant le plus probant. Dans tous ces cas, l'ictère était fugace, récidivant ou non, accompagné de douleurs et sans

---

[1] Emmert, *Weekly med. Rev.*, 1888.

tuméfaction du foie ; aussi, la banalité de ces caractères ne permet pas de donner à cette complication une valeur quelconque pour le diagnostic étiologique.

C. **Abcès du foie**. — Nous connaissons trois cas d'ulcère duodénal suivi d'abcès du foie.

Le premier cas est dû à Rheinhold[1]. Il existait un volumineux abcès du foie et plusieurs autres petits abcès au voisinage, se manifestant cliniquement par une hypertrophie marquée du foie, avec fluctuation et de l'ictère ; la mort survint par thrombose de la veine cave inférieure.

Le second cas a été présenté à la Société nationale de médecine de Lyon le 1er mars 1898 par M. Duplant. Il s'agissait d'un homme de quarante-quatre ans, qui avait été soigné, quinze ans auparavant, pour une affection gastrique sans gravité. Dix jours avant son entrée à l'Hôtel-Dieu en janvier 1898, il eut une abondante hématémèse de sang rutilant. La température monta jusqu'à 41 degrés. Frissons violents. Légère teinte ictérique. Pigments biliaires dans les urines, sans albumine. Le malade se plaignait de souffrir dans la région épigastrique, un peu à droite de la ligne médiane. Le foie, qui à l'entrée dépassait de deux ou trois travers de doigt les fausses côtes, s'accroît progressivement et atteint l'ombilic. Pas de méléna. Un peu d'ascite. Le 28 février, le malade présentant de l'hypothermie et souffrant vivement dans la région hypogastrique, M. Durand fait une laparotomie. Il trouve

[1] Rheinold, *Munch. med. Wochens.*, 1887.

une périhépatite suppurée, et au-dessous, dans le foie, un abcès de la grosseur d'un marron. Le 19 février le malade meurt.

A l'autopsie, on trouve le foie farci d'abcès de la grosseur d'une noix environ. Le canal hépatique et le canal cystique sont abouchés côte à côte sur le duodénum cicatrisé. Pas de pyléphlébite ; angiocholite, surtout dans les petits canaux.

On trouve également un ulcère du duodénum au niveau de la deuxième portion, au voisinage de l'ampoule de Vater un peu rétrécie. La deuxième portion du duodénum était réduite à une longueur de 2 centimètres. Estomac peu dilaté.

Hehir[1] a signalé un cas semblable avec autopsie.

D. Inflammations vasculaires. — On a signalé aussi la propagation de l'inflammation par la voie sanguine :

a) Pyléphlébite suppurative publiée par Warfwinge[2]; l'ulcération se trouvait dans la troisième portion du duodénum. Mort.

b) Dans quelques cas, on a observé la mort par *septicémie.*

c) Enfin Meunier[3] a rapporté un cas de *phlegmatia alba dolens,* qui débuta trois mois après le commencement des accidents et entraîna la mort.

---

[1] Hehir, *Indian med. Record*, VIII. 12.
[2] Warfwinge, *Schmidt's Jahrb.*, C V C S. 130.
[3] Meunier, *Société anat. de Paris*, 1893.

II. Complications dues a la cicatrisation.

Tout processus de cicatrisation dans un conduit organique produit trois phénomènes en rapport les uns avec les autres. D'abord la lumière du conduit se rétrécit, il y a sténose ; la sténose est suivie très rapidement d'une dilatation en amont du point rétréci ; enfin, au niveau de ce point, la rétractilité s'exerce aussi sur les organes qui se trouvent en contact avec lui et amène de nouveaux troubles fonctionnels.

Ces trois phénomènes se retrouvent dans la cicatrisation de l'ulcère duodénal.

L'importance du rétrécissement dépend surtout de l'étendue et de la profondeur de l'ulcère.

Si le rétrécissement siège dans la troisième ou quatrième portion de l'organe, il amène une rétrodilatation duodénale ; mais comme il siège le plus souvent dans la première portion, il s'accompagne de dilatation stomacale.

Cliniquement, cette *dilatation gastrique* se manifeste par les signes habituels :

Subjectivement, par de la douleur, des vomissements de plus en plus rares, mais de plus en plus abondants, une soif assez vive, de la constipation ;

Objectivement, par des ondulations épigastriques, une distension perceptible à la vue et au toucher, un bruit de clapotage. Si la sténose siège au-dessous du cholédoque, la bile et même le suc pancréatique peuvent apparaître dans les vomissements ou dans le liquide retiré par aspiration de l'estomac. Les selles sont alors décolorées; les phénomènes de fermentation cessent dans l'estomac.

Tétanie. — Laprévotte, dans sa thèse (Paris, 1884), cite un certain nombre de cas de dilatation gastrique par sténose duodénale, qui furent suivis d'accès de tétanie. Chez un homme de quarante-six ans, qui avait un estomac dilaté, descendant presque jusqu'au pubis, il constata des accès de tétanie des extrémités et de tétanie généralisée, avec exorbitisme et immobilisation du thorax. La dernière crise se termina par la mort. A l'autopsie, il trouva un rétrécissement cicatriciel du duodénum.

Hayem et Gaillard[1] et Renvers[2] citent chacun un cas semblable avec autopsie.

Dans les sténoses duodénales avec dilatation gastrique, Kussmaul[3] a observé des crampes musculaires douloureuses dans les fléchisseurs du bras, des mollets et des muscles intestinaux. La constipation est presque constante, l'urine en quantité faible, souvent neutre ou alcaline.

L'action rétractile à distance d'un ulcère en voie de cicatrisation s'exerce surtout, dans l'ulcère duodénal, sur les canaux voisins.

Le canal cholédoque peut être englobé, soit dans son trajet, soit à une extrémité terminale, par des brides fibreuses; s'il est suffisamment comprimé, il en

---

[1] Thèse de Laprevotte, *loco citato.*

[2] Renvers, *Berliner klin. Woch.*, 1888.

[3] Kussmaul, *in* thèse Franke.

résulte une rétention de la bile, troisième variété d'ictère, ainsi que nous l'avons vu plus haut. Cette complication n'est pas très rare ; Parry et Shaw citent
quatre cas personnels d'obstruction du cholédoque,
vérifiés par l'autopsie. Ce rétrécissement amène une
distension du canal hépatique et de la vésicule biliaire
(cas de Carle et Fortino).

Le canal de Wirsung peut ainsi être englobé dans le
tissu cicatriciel ; on n'a que très peu d'observations de
ce fait. Swensson et Wallis[1] ont présenté un cas où il y
avait oblitération des canaux cholédoque, cystique,
hépatique, et de Wirsung.

Y a-t-il une contracture spasmodique ? « Oui, dit
Doyen[2], tel paraît avoir été le cas d'un de nos opérés
in extremis, atteint de vomissements alimentaires,
d'hématémèses presque continuelles, et qui s'est éteint
dans l'adynamie avec abaissement progressif de la
température. »

III. — Complications dues a la perforation.

L'ulcère, après avoir détruit les tuniques de l'intestin, peut s'ouvrir, soit dans le péritoine directement,
soit dans un des organes adjacents au tube digestif,
après avoir perforé le péritoine.

A. Perforation du péritoine. — Cette complication redoutable se produirait, d'après Collin, dans

---

[1] Swenssn et Wallis, *Hygeia*, Stockholm, 1888.

[2] Doyen, *Traitem. chir. des affections de l'estomac et du duodénum*.

69 pour 100 des cas ; pour Houzé dans 95 pour 100.

Elle se manifeste par des phénomènes de péritonite généralisée ou de péritonite localisée.

1. Péritonite généralisée. — Nous n'insisterons pas sur cette forme, pour laquelle nous renvoyons aux thèses récentes déjà citées[1].

La perforation duodénale débute d'une façon brusque, pour ainsi dire foudroyante, souvent même le sujet se considérait comme jouissant d'une santé parfaite : on peut constater alors la disparition complète de la matité hépatique, l'apparition d'un tympanisme considérable, avec, souvent, suppression complète de toute émission de matières et de gaz par l'anus ; enfin, assez souvent, l'absence de matières alimentaires dans les vomissements.

Bucquoy cite l'opinion étrange de Larghi, qui insistait sur un bruit de liquide sortant par la perforation et tombant dans la cavité du péritoine, et cette non moins curieuse de Clark, qui prétendait que le malade éprouvait la sensation d'un liquide chaud se diffusant dans la cavité abdominale.

Cette variété de péritonite est caractérisée par la rapidité de sa marche ; dans certains cas, la mort est survenue presque d'emblée ; en général, elle survient au bout de quarantehuit heures, elle dépasse rarement le cinquième jour.

Peut-on prévoir la perforation ? Nous n'avons trouvé

[1] Le Renard, *Ulcère perforant du duodénum*, Paris, 1891 ; chapt, *id.*, Paris 1895 ; Darras, *id.*, 96 ; Houzé, *id.*, 96 ; Abram, *Ulcère perforant du tube digestif*, 99.

aucun signe qui permette de pronostiquer cette redoutable complication. M. Bucquoy a cru voir dans les
troubles réflexes cardio-pulmonaires un indice de
l'irritation péritonéale et une menace de perforation.
Mais nous avons vu, plus haut, que les auteurs, entre
autres M. Potain, attribuent ces réflexes à une simple
irritation de la muqueuse, et enlèvent ainsi à ces symptôme toutes valeur pronostique.

2. PÉRITONITE LOCALISÉE. — Lorsque des adhérences
limitent la zone du péritoine accessible à l'inflammation, la perforation produit un abcès péritonéal enkysté.
On distingue plusieurs variétés de péritonite enkystée,
mais le plus souvent l'abcès siège au-dessus ou au-
dessous du foie.

a) *L'abcès siège au-dessus du foie.* — On a alors le
pyo-pneumothorax subphrénicus de Leyden, dont on
trouve des exemples dans les observations de Gross[1],
Pusinelli[2], Mason[3], Chauffard[4], Maydl[5], Finkelstein[6].

Cette complication se révèle par une douleur subite,
intense, pouvant amener la syncope avec refroidissement des extrémités, pâleur de la face et sueurs froides. Physiquement, on remarque une voussure de la

[1] Samuel Gross, *Western Journal of med. et physical. Sciences,* 1838.

[2] Pusinelli, *Berl. klin. Wochens,* 1887.

[3] Mason, *Boston med. and Surg. Journ.,* 1889.

[4] Chauffard, *Gaz. hôp.,* 1871.

[5] Maydl, *Uber subphrenische Abcess,* Wien., 1894.

[6] Finkelstein, *Zur Pathologie und Therapie der subphrenische
Abcess,* Saint-Pétersbourg, 1897.

paroi abdominale ; à la, palpation on éprouve une sensation de rénitence, d'élasticité. Parfois, si l'abcès renferme des gaz, à la percussion on note de la sonorité qui remplace la matité hépatique ; si l'abcès ne renferme que du pus, la matité hépatique est au contraire augmentée, et le bord inférieur du foie abaissé. A l'auscultation, on trouve les signes d'un pneumothorax partiel inférieur : souffle amphorique. bruit d'airain, tintement métallique, souvent on observe les signes d'une pleurésie droite.

b) *L'abcès siège au-dessous du foie.* — Meunier[1] cite une observation dans laquelle l'abcès, situé entre le lobe carré en haut et le mésocôlon transverse en bas, était séparé de la cavité péritonéale par de fausses membranes épaisses ; il contenait un liquide louche analogue au liquide stomacal. Cet abcès se manifesta uniquement par les signes physiques de toute tumeur liquide intra-abdominale et par une petite réaction fébrile.

Parry and Shaw citent quatre observations de diverticules périduodénaux. Chez un de leurs malades, des vomissements survinrent. qui persistèrent pendant quinze jours ; il y eut quatre périodes semblables; à la cinquième, le patient mourut.

L'abcès, augmentant de volume, peut s'ouvrir dans la cavité péritonéale, d'où une péritonite généralisée ; ou bien il peut s'ouvrir au dehors et créer ainsi une fistule abdominale. Bucquoy, Luneau[2] ont cité

---

[1] Meunier, *Société anatomique,* 1893.
[2] Luneau, *Bulletin de la Soc. anat. Paris,* 1870.

des cas où une fistule abdominale laissait écouler les aliments ingérés : la mort suivit à bref délai. Enfin, l'abcès peut s'ouvrir dans un autre organe. M. Pilcher[1], de Brooklyn, nous communique un cas où il trouva un vaste diverticule communiquant d'un côté avec le duodénum, de l'autre avec le jéjunum. Les seuls symptômes étaient la fièvre et la présence d'une tumeur qui se montra assez rapidement.

Dans un cas de Coats[2], un malade mourut par cachexie, en présentant une coloration bronzée de la peau.

Perforation sans péritonite. — Bucquoy cite deux cas ; Bardeleben, un cas, où la perforation|ne fut suivie d'aucun signe de péritonite. La raison de ce phéno-mène singulier est inconnue.

B. Perforation des vaisseaux. — a) *Artères.* — L'artère le plus fréquemment lésée est l'artère pan-créatico-duodénale. Collin en a présenté douze exem-ples. L'ulcération du vaisseau se traduit cliniquement par l'hématémèse et le méléna. Parfois, l'hémorragie est foudroyante, mais le plus souvent elle est inter-mittente ; lorsqu'elle se répète fréquemment, elle amène le collapsus et la mort ; l'intervalle entre l'ou-verture du vaisseau et la terminaison fatale varie de quarante-huit heures à huit jours.

[1] Pilcher, Large pseudo-diverticulum of the Duodenum *(Annals of surgery*, 1894).
[2] J. Coats, *Glascow med. Journ.* 1899.

Après l'artère pancréatico-duodénale vient la gastro-épiploïque droite.

On a noté aussi des lésions de l'artère hépatique (Broussais[1]), de l'artère pancréatique (2 cas, Allchin et Wunderlich[2]), de l'aorte abdominale (2 cas, Stich et Grünfeld[3]). Dans le cas de Grünfeld (ulcère de l'angle duodéno-jéjunal), il y eut deux hématémèses à huit jours d'intervalle : la seconde emporta le malade en vingt-quatre heures.

Enfin, dans le cas de Geniaz[4], l'ulcération de l'artère splénique amena la mort subite.

b) *Veines.* — On connaît les cas de Rayer[5] et de Habershon[6] où la veine porte fut ouverte ; le cas de Warfwinge[7] où ce fut la veine mésentérique supérieure.

Dans tous ces cas, la cause de l'hémorragie ne fut pas soupçonnée jusqu'à l'autopsie. On comprendra, dès lors, l'utilité de la laparotomie d'urgence, dès qu'on voit apparaître, chez un malade bien portant en apparence, une hématémèse ou un méléna assez abondant.

C. **Perforation des organes voisins.** — Le pancréas, organe en contact immédiat avec le duodénum,

---

[1] Broussais, th. Paris 1824.

[2] Allchin, *Transact. pathol. Soc. of London*, 1887 ; Wunderlich, *Handb. der Pathol. und Therap.*, Bd. III.

[3] Stich, *Deutsch. Arch. f. Klin. med.*, 1874 ; Grünfeld, *Schmidt's Jahrb.*, Bd, C X C, VIII.

[4] Geniaz, *Wratch.* 1894.

[5] Rayer, *Arch. gén. médecine*, 1825.

[6] Habershon, *Transact. path. soc. London*, 1876.

[7] Warfwinge, *loc. cit.*

est le plus souvent perforé, mais alors il réagit et se transforme en un tissu dur, lardacé. Des cas semblables ont été fournis par Coats[1], Oppenheimer[2].

Le foie aussi est parfois atteint. Collin en a trouvé six cas.

La vésicule biliaire a subi parfois l'action destructive d'un ulcère en activité, on a vu alors se former des fistules cholécysto-duodénale ; tels sont les cas de Herzfelder et Klinger rapportés par Bucquoy, ceux d'Hoffmann[3] de Reinhold[4]. Dans le cas de Saunderson[5] il y avait eu ulcération du côlon et fistule duodéno-colique.

Ces dernières complications sont extrêmement difficiles à diagnostiquer : à peine se manifestent-elles par une douleur assez variable et quelques signes fonctionnels.

§ 3. Marche et terminaison.

MARCHE

La marche de l'affection est essentiellement insidieuse ; c'est, dit Collin, une maladie chronique à poussées successives paroxystiques ; il est difficile, souvent même impossible d'en préciser le début. On connaît la fréquence des cas où l'affection se révèle subitement, chez un homme qui jusque-là se croyait bien

[1] Coats, *loc. cit.*
[2] Oppenheimer, th. Wurtzburg, 1891.
[3] Hoffmann, *Schmidt's Jahr.*, CXXXIX.
[4] Reinhold, *loc. cit.*
[5] Saunderson, *Trans. of the London pathol. Society*, XXXV.

portant, par une perforation mortelle. Aussi, ne peut-on en prévoir la fin.

DURÉE

Il est également difficile de préciser la durée ; on voit dans nos observations que les porteurs de la lésion souffraient en général depuis plusieurs années.

TERMINAISON

Le pronostic est toujours grave.

Collin fait remarquer qu'il n'y a pas de guérison au sens anatomo-pathologique du mot, aussi bien qu'au sens clinique, puisque l'affection a pour caractère d'évoluer sournoisement ; souvent il n'y a pas guérison, mais suspension, interruption dans la manifestation des accidents. — Aussi doit-on toujours être réservé dans l'appréciation de la guérison.

La mort est une terminaison fréquente ; elle survient soit d'une façon foudroyante, par hémorragie ou péritonite suraiguë (souvent les médecins légistes sont appelés à constater des morts subites de ce genre), soit d'une façon plus lente, par anémie, marasme, dilatation d'estomac, fistule, infection secondaire, etc.

Il peut y avoir récidive après un long intervalle de bonne santé ; mais, dans ce cas, il s'agit plutôt du réveil d'un état latent.

La transformation d'un ulcère en cancer a été observée plusieurs fois, soit qu'il s'agisse d'un ulcère en activité, soit d'un ulcère cicatrisé. Letulle en a présenté deux cas nets à la *Société anatomique* en 1897. Les symptômes sont alors ceux du cancer.

CHAPITRE III

DIAGNOSTIC

Les auteurs sont d'accord pour reconnaître que le diagnostic de l'ulcère du duodénum est enveloppé d'obscurités et ne se fait souvent qu'à l'autopsie. « La raison en est, dit Bucquoy, que la lésion intestinale reste souvent latente, et que s'il existe quelque symptôme qui lui soit particulièrement imputable, ce sont souvent des troubles digestifs passagers et d'un caractère banal, des douleurs vagues, également sans signification, mais rien qui vienne en révéler l'existence. » C'est pourquoi, en présence de cas semblables, il faut procéder à un examen méthodique des selles, du suc gastrique, des urines, qui permettra de dépister ces cas à forme latente.

Diagnostic différentiel.

M. Bucquoy énumère ainsi les signes qui permettent de porter le diagnostic d'ulcère duodénal :

1° Hémorragie intestinale, à début brusque, éclatant au milieu d'une santé parfaite en apparence, se répétant pendant plusieurs jours avec plus ou moins d'intensité, et entraînant une anémie profonde, l'hématémèse pouvant précéder ou accompagner le méléna.

2° Douleur à droite de la ligne médiane, dans une zone correspondant à la face inférieure du foie, entre le rebord des fausses côtes et la crête iliaque, survenant ordinairement trois ou quatre heures après l'ingestion des aliments.

3° Absence de tout phénomène gastrique ; prompt retour de l'appétit après la crise, et alimentation rapidement réparatrice pendant la convalescence.

Quelle est la valeur de ces différents signes comparés aux mêmes signes dans l'ulcère gastrique ?

Dans l'*ulcère de l'estomac*, on a surtout des hématémèses et peu ou pas de méléna ; mais dans les deux cas, qu'il y ait hématémèse ou méléna, l'hémorragie se présente avec les mêmes caractères dans son moment d'apparition, son intensité, ses répétitions.

Quant à la douleur, les auteurs lui ont trouvé, dans l'ulcère duodénal, un siège variable, nous l'avons vu plus haut : l'absence de la douleur rachidienne n'est pas un élément de diagnostic en faveur de l'ulcère duodénal, puisque ce signe est inconstant, et peut être provoqué par la suggestion[1] dans l'ulcère gastrique. Le moment de l'apparition varie un peu dans l'un et l'autre cas : dans l'ulcère gastrique, elle apparaît dès que les aliments arrivent dans l'estomac ; dans l'ulcère duodénal, elle est plus tardive ; c'est là un assez bon signe de diagnostic, mais encore ne faut-il pas lui attribuer une valeur trop absolue.

[1] Bernheim, *loc. cit.*

L'absence de troubles gastriques, enfin, n'est pas un argument en faveur de l'existence de l'ulcère duodénal. Rosenheim a observé des accès de cardialgie avec vomissements, semblables à ceux de l'ulcère gastrique ; Reckmann a constaté des vomissements dans l'ulcère duodénal. Parry and Shaw (obs. CCXXVIII) citent le cas d'une jeune dame chez qui des vomissements apparurent avec le début d'une grossesse ; on crut à des vomissements gravidiques ; l'autopsie démontra la présence d'un ulcère duodénal et d'un utérus gravide. Enfin nous avons cité plus haut les cas de Georgiewsky, Devic, Roux, Talma, Codivilla et Boudin, où il existait, contrairement à l'opinion de Robin, de l'hypersécrétion acide. M. Bouveret déclare d'ailleurs, dans son traité, que l'hyperchlorhydrie ne peut servir pour le diagnostic.

En résumé, en faveur de l'ulcère du duodénum, on ne pourra retenir, des trois signes mentionnés par Bucquoy, que les deux premiers, le méléna et la douleur. En l'absence de ces deux signes nettement reconnus avec leurs caractères respectifs, le diagnostic avec l'ulcère de l'estomac, restera très difficile.

Le diagnostic avec le *cancer du duodénum* n'offre pas de difficultés. Le cancer se voit à une période plus avancée de l'existence. Les douleurs sont incessantes, moins vives, n'offrent pas les accès paroxystiques de l'ulcère. Les vomissements sont constants à tous les repas. Le malade a du dégoût de la viande ; l'examen des liquides gastriques dénote de l'hypo ou de l'anachlorhydrie. La cachexie cancéreuse (adynamie, disparition du pannicule adipeux) diffère de l'anémie de l'ulcère. Dans le cancer, on note la tuméfaction ganglionnaire sus-claviculaire. Souvent enfin, on constate la présence d'une tumeur appréciable au toucher ; on devra néanmoins distinguer cette tumeur de la fausse tumeur formée par le tissu périduodénal sclérosé et condensé.

Dans le *cancer de l'estomac*, ce sont à peu près les mêmes signes, on constate de l'hypochlorhydrie.

Si l'affection ne présentait pour tout symptôme que *l'hémorragie*, il faudrait alors, par un examen attentif, éliminer l'hypothèse de dysenterie ulcéreuse, hémorrhoïdes, tuberculose intestinale, entérorragies de la cirrhose atrophique de Laënnec, hémorragies essentielles : on arrivera, par l'analyse des caractères de l'hémorragie, à l'idée d'ulcère duodénal.

Si l'on ne constatait que de la douleur, il faudrait penser à la *gastralgie* et à *l'entéralgie* ; mais celles-ci apparaissent le plus souvent chez des femmes et sont liées aux affections utérines, à la chlorose. Tandis que dans l'ulcère du duodénum la douleur est seulement en rapport avec l'alimentation et augmentée par la pression, dans la gastralgie la douleur survient par crises spontanées et indépendamment de l'ingestion des aliments ; cependant, souvent les crises de gastralgie accompagnent les lésions organiques de l'estomac ou du duodénum ; le diagnostic est alors presque impossible.

La douleur survenant isolément peut encore faire croire à la *colique hépatique* ou néphrétique évoluant d'une façon sourde ; mais ici encore la douleur survient par accès, elle cesse aussi brusquement qu'elle apparaît ; l'ictère est très fréquent, et souvent on retrouve de petits calculs dans les selles. Parfois la colique hépatique simule la *crampe d'estomac* avec vomissement ; il est très difficile alors de trancher la difficulté du diagnostic.

S'il s'agissait de la *colique de plomb*, les antécédents du malade, les caractères de la douleur, l'état du ventre, les phénomènes concomitants éclairciront le diagnostic : rappelons seulement qu'il peut y avoir coexistence du saturnisme et de l'ulcère duodénal.

Diagnostic des complications.

Les caractères de *l'anémie* dans l'ulcère du duodénum : prompt rétablissement des forces, retour de l'appétit, teint pâle, permettent de la distinguer de la cachexie cancéreuse.

Le diagnostic de la *sténose* se fait par la constatation de la dilatation gastrique, qui elle-même n'offre aucune difficulté. Après avoir éliminé l'hypothèse de sténose congénitale du duodénum, dont Frémont et Lardennois[1] ont observé chacun un cas, il faudra rechercher si la sténose siège au pylore ou sur le duodénum, ce qui est très difficile.

Les anamnestiques, le siège de la douleur, les hémorragies pourront mettre sur la voie du diagnostic. Hemmeter[1] propose, sous le nom de *Intubation du*

[1] Lardennois *(Soc. anatomique*, 25 déc. 98) a présenté un cas de sténose congénitale chez un homme de trente ans qui n'accusait de troubles que depuis 9 mois. La première portion du duodénum était étroite, à parois souples, non cicatricielles.

[1] Hemmeter, *John Hopkins's Hospital Bulletin*, 1896.

duodénum, de faire, au moyen d'une sonde spéciale, le cathétérisme du duodénum ; par ce procédé, il croit pouvoir faire un lavage du duodénum, déterminer son emplacement au moyen de l'électro-diaphanie, et, s'aidant de l'insufflation de l'estomac et du côlon, marquer le siège de la sténose. Cette manœuvre très compliquée ne paraît pas réalisable.

« Si la sténose est au-dessous de l'ampoule de Vater, mais cette localisation est fort rare, elle peut être reconnue pendant la vie. De l'estomac dilaté on retire du liquide contenant du suc pancréatique et capable de digérer l'albumine en milieu alcalin. » (Bouveret.)

La *péritonite par perforation d'un ulcère duodénal* est d'un diagnostic très difficile, presque impossible. Dans les cas de Pollak[1] et de Capitan[2], on fit la confusion avec une rétention d'urine ; dans ce dernier cas, on fit la ponction hypogastrique.

On a cru avoir affaire à des coliques de plomb (G. Sée[3]), à des coliques hépatiques ou néphrétiques.

Mais l'erreur la plus fréquente consiste à prendre la perforation duodénale pour un étranglement interne ou une appendicite perforante. En effet, le tympanisme considérable, l'absence de phénomènes précurseurs, le début subit, l'arrêt de l'émission des gaz et des fèces par l'anus font penser à l'étranglement. D'autre part, Houzé nous explique la seconde erreur, qui fait croire

---

[1] Pollak, *Wien, Med. Press.*, 1873.
[2] Capitan, *Bull. Soc. anat. Paris*, 1878.
[3] G. Sée, *Gaz. des hôp.* 1893.

à une appendicite, en considérant « la direction que suivent les liquides septiques et le foyer de suppuration qu'ils déterminent au niveau de la région iléocæcale[4] ».

On voit à quelles difficultés on se heurte ; aussi sommes-nous obligés de conclure avec Bucquoy que « diagnostiquer si cette perforation porte sur l'intestin ou sur le duodénum en particulier est presque impossible ».

Non moins délicat est le diagnostic du pyopneumothorax subphrenicus de Leyden. Comme on ignore l'existence de la lésion duodénale, on croit avoir affaire à un pyopneumothorax vrai, même début, mêmes signes. Toutefois, dans le vrai pyopneumothorax, la disparition de la matité hépatique ne se voit jamais ; dans le cas de doute, il vaudra mieux faire une laparotomie exploratrice ; la nature du liquide et l'examen bactériologique lèveront le doute.

Diagnostic du siège de l'ulcère.

1. L'ulcère siège dans la première portion du duodénum.

Le diagnostic est à faire avec l'ulcère gastrique d'après les signes que nous avons étudiés plus haut.

2. L'ulcère siège dans la deuxième portion.

La douleur est plus tardive, on a du méléna, parfois des hématémèses, de l'ictère par l'un des mécanismes que nous avons indiqués.

3. Si l'ulcère siège au-dessous du cholédoque le contenu du duodénum peut refluer dans l'estomac.

[4] Houzé, th.

CHAPITRE IV

TRAITEMENT MÉDICAL

Trois indications dominent le traitement de l'ulcère du duodénum. Il faut : 1° assurer sa cicatrisation, 2° combattre ses causes, 3° modifier ses symptômes.

1° Assurer la cicatrisation.

On réalise cette première indication par un régime spécial. Von Leube préconise la diète lactée, le repos au lit et l'alimentation rectale exclusive : ce traitement met l'organe au repos absolu, évite ainsi bien des complications. M. von Leube nous affirme que dans un cas il a vu une perforation duodénale se terminer par la guérison, uniquement parce que (c'est sa ferme conviction) aucun aliment n'avait été introduit dans l'estomac deux jours avant l'accident. Aussi, étant donné l'allure souvent bénigne de l'affection et la fréquence de la perforation, ne saurait-on considérer ce traitement comme trop sévère.

M. Tournier[1] a obtenu la guérison d'un ulcère du duodénum par l'alimentation rectale.

[1] *In* th. de Gros, Lyon 1897-1898.

Des nombreux procédés préconisés pour l'alimentation rectale, nous ne retiendrons que celui de M. Tournier, que nous extrayons de la thèse de son élève Gros.

Au début, M. Tournier donnait alternativement des lavements d'œufs dans du lait ou dans du bouillon. Depuis, son expérience lui a démontré que la meilleure préparation est celle qui ne contient que du bouillon salé et des œufs. Il n'emploie plus le lait.

Il a augmenté le nombre des œufs ; il fait mettre cinq à six jaunes d'œuf pour rendre le lavement plus consistant ; il prescrit :

> Bouillon. . . 140
> Jaunes d'œuf . n° 6
> Vin 20
> NaCl . . . . 2 cuillerées à café

M. Tournier insiste particulièrement et recommande de battre longtemps les œufs, au moins cinq minutes, pour que le mélange soit bien lié. Le lavement est injecté tiède, son volume ne doit pas dépasser 250 centimètres cubes. L'alimentation rectale exclusive comporte une autre indication très importante à remplir. Le médecin doit empêcher le patient de souffrir de la soif. Pour cela, on administre aux malades des lavements désaltérants.

Ici encore les formules peuvent être multipliées : on peut donner 250 à 500 grammes d'eau tiède ou bien

> Vin 125
> Eau 125

ou vin de Champagne dans eau de Vichy.

Dans un lavement d'eau, on peut ajouter 15 à 20 grammes d'alcool.

M. Tournier donne actuellement à ses malades quatre lavements alimentaires par jour et deux à trois lavements désaltérants. Si l'alimentation rectale est mal tolérée, il ajoute du laudanum.

M. Tournier ne suit pas une technique bien spéciale. Il se contente de recommander que le lavement soit donné très lentement et tiède, le malade étant couché. Dans les cas d'intolérance, il recommande de porter très haut l'injection, au moyen d'une sonde de Nélaton.

Il ne faut pas, d'après lui, multiplier les lavements évacuants ; ceux-ci peuvent entraver l'absorption, certaines matières n'étant absorbées qu'au bout de plusieurs heures (vingt heures). C'est pourquoi il n'ordonne qu'un lavement évacuant tous les jours, quelquefois même tous les deux jours. Le malade doit rester couché après l'injection, au moins pendant une heure ; d'ailleurs le repos au lit est préférable en général.

Lorsqu'on emploie cette méthode, il faut l'employer dans toute sa rigueur : l'alimentation doit être exclusivement rectale.

M. Tournier proscrit tout liquide, l'eau simple elle-même, car il n'est pas sûr que l'eau n'excite pas la sécrétion de l'estomac.

M. Tournier insiste beaucoup sur la reprise de l'alimentation normale. L'alimentation par la bouche doit être reprise d'une façon lentement progressive.

Avant que le malade soit autorisé à faire de légers repas, il doit s'être écoulé une quinzaine de jours; progressivement on cesse les lavements.

On commencera par faire prendre du lait, puis des œufs, en quantité progressivement croissante. En même temps, employer les médicaments nécessaires : bicarbonate de soude, strychnine, etc.

D'autres auteurs, parmi lesquels Bucquoy, n'admettent pas la nécessité d'un régime aussi sévère ; avec certaines précautions, ils laissent manger le malade ; n'y a-t-il pas là une imprudence, et ne court-on pas au-devant de la perforation ? D'autre part, est-on toujours sûr d'avoir affaire à un ulcère duodénal et non à un ulcère gastrique.

Quant aux médicaments qui favorisent la cicatrisation, il n'en est pas dont l'action soit certaine ; on pourra, comme dans l'ulcère de l'estomac, employer le sous-nitrate de bismuth.

2° Combattre les causes.

Les auteurs sont partagés sur ce point.

a) Les uns, avec A. Robin, attribuent la formation de l'ulcère duodénal à l'action des acides organiques, et l'ulcère gastrique à l'action de l'acide chlorhydrique. Dès lors, ils se proposent, dans le traitement, d'exciter la fonction chlorydrique et d'arrêter les fermentations. A. Robin envoie ses malades à Vichy. Dans cette ville, le traitement consiste à absorber, une heure et demie avant chaque repas et graduellement par doses de 60 grammes, toutes les vingt minutes, jusqu'à 180 grammes, de petites quantités d'eau de la source l'Hôpital. Comme antiseptique stomacal, il administre le fluorure d'ammonium en solution à 1/300 d'eau ; une cuillerée à café à la fin de chaque repas, avec VI gouttes du mélange :

Teinture d'ipéca . . . . . . 2 grammes
— de fèves de St-Ignace. 6 —
— badiane . . . . . 6 —

Filtrez.

b) Debove et Renault, Roux et Devic, au contraire, considèrent l'hyperchlorhydrie comme le facteur essentiel de l'ulcère duodénal ; dès lors, d'après eux, il convient de neutraliser l'hyperacidité par la médication alcaline : bicarbonate de soude après les repas et sulfate de soude, eau de Vichy. Cousin[1] a signalé un cas de guérison d'un ulcère duodénal, par les eaux alcalines à hautes doses.

Bucquoy insiste beaucoup moins sur la nécessité de la médication alcaline ; il ne l'emploie que quand l'hyperacidité est démontrée. Il administre l'eau de chaux au lieu de bicarbonate de soude ; il réserve ce dernier pour la convalescence et pour activer la production de HCl, suivant l'opinion de Robin.

3° Combattre les symptômes.

Les différents symptômes seront combattus d'une façon efficace par les moyens précédents ; néanmoins dans certains cas, on pourra les attaquer isolément, comme dans l'ulcère de l'estomac. La douleur sera combattue par la révulsion cutanée, la morphine ; l'hémorragie par les moyens habituels : glace, eau de Rabel, ergotine en potion, etc.

[1] Cousin, *Bulletin médical*, 1898, n° 73.

CHAPITRE V

TRAITEMENT CHIRURGICAL

M. Tuffier s'exprimait en ces termes à la réunion de
la Société de chirurgie du 19 janvier 1898 : « En présence de la gravité de l'ulcère du duodénum, de ses per-
forations, de ses hémorragies ; en face de la haute gravité des opérations pour un ulcère perforé, latent, la
conclusion qui s'impose logiquement c'est de traiter
chirurgicalement les ulcères reconnus avant la perforation. » Jusqu'à présent, les indications opératoires de
l'ulcère duodénal étaient extrêmement restreintes ; on
avait l'habitude de considérer cette affection comme
de nature exclusivement médicale, et on croyait que la
chirurgie perdait ses droits là où la médecine avait été
impuissante. Un certain nombre d'interventions suivies de succès, pratiquées ces dernières années, ont
montré que l'ulcère duodénal était susceptible de gué-
rir chirurgicalement, comme l'ulcère de l'estomac,
mais le chirurgien ne doit pas se hâter d'intervenir ;
Mikulicz[1] trace ainsi, à propos de l'ulcère de l'estomac, le rôle de l'opérateur et les chances de guérison
du malade :

[1] Mikulicz, *Berlin. Woch.*, 1897.

« 1º Le rôle du chirurgien commence, sitôt que la thérapeutique médicale s'est montrée manifestement insuffisante à enrayer la marche de la maladie.

« 2º Le patient risque beaucoup plus en comptant sur la guérison naturelle de son mal qu'en se mettant entre les mains du chirugien.

« 3º Avec des opérations relativement bénignes comme la gastro-entéro-anastomose et la pyloroplastie, les bénéfices retirés sont considérables ; c'est la disparition des accidents et des troubles fonctionnels et le rétablissement des fonctions gastro-intestinales. »

Donc, en présence d'un ulcère du duodénum l'on doit d'abord instituer un traitement médical rigoureux ; médication alcaline, diète lactée ou repos absolu du duodénum.

Si l'état général ne subit aucune amélioration, si les symptômes douleurs ou hémorragies persistent ; si, en un mot, une thérapeutique de longue durée et scrupuleusement observée reste inefficace, il faut intervenir.

Mais, objectera-t-on, dans les ulcères peptiques, n'est-il pas irrationnel d'entreprendre une opération qui s'attaquera à l'effet et ne supprimera pas la cause ? Nous répondrons que l'on ignore encore les rapports qui unissent l'ulcère et l'hyperacidité ; qui sait si l'ulcère, au lieu d'être effet de l'hypersécrétion, comme on l'admet, n'en est pas la cause. Témoin le malade de Lambotte[1], chez lequel, après l'excision d'un ulcère,

---

[1] Lambotte, de la Cure radicale de l'ulcère de l'estomac. *La Clinique*, 1894.

l'acidité tomba de 4 pour 1000 à 1,9. Küster constata un fait semblable.

Nous allons étudier d'abord les indications opératoires qui relèvent, soit de l'existence d'une complication, soit de la nécessité d'une cure radicale ; puis le mode d'intervention.

I. Indications opératoires.

Les indications, au cours de l'ulcère simple du duodénum, sont les hémorragies, la sténose, la perforation et la cure radicale.

Nous ne nous occuperons pas de l'intervention dans la perforation, pour laquelle nous renvoyons aux thèses récentes, déjà citées, de Chapt, Darras, Houzé, etc.

A. — Hémorragies

a) **Hémorragies aiguës.** — Souvent ces grandes hémorragies sont suivies d'une longue période d'accalmie, qui aboutit elle-même à la guérison de l'ulcère. Aussi se demande-t-on, dans ces cas, si l'on doit opérer. Savariaud, pour l'ulcère de l'estomac, décide d'intervenir après avoir examiné trois points :

1° La quantité de sang rejeté. Dieulafoy propose d'opérer d'urgence toutes les fois que l'hémorragie atteint un demi-litre d'emblée ; mais d'abord, la quantité de sang n'est pas une indication suffisante, puis il est très difficile d'apprécier cette quantité ;

2° La numération des globules sanguins et le dosage

de l'hémoglobine. Cet examen peut être utile, mais il faut tenir compte de l'état antérieur du malade.

3° La diète absolue comme moyen d'épreuve, préconisée par von Leube et M. Bouveret : « Après échec bien constaté du traitement médical, dit Savariaud, il faudra, au plus tôt, remettre le malade entre les mains du chirurgien. »

Les contre-indications sont tirées de l'anémie extrême (dans ce cas, on renverra l'opération à une date postérieure), de l'âge avancé, d'un état général mauvais.

Faut-il opérer en pleine hémorragie? Oui, d'après Dieulafoy, à condition que le malade ne soit pas en syncope et que l'on aille vite; mais beaucoup de chirurgiens (les Allemands surtout) s'abstiennent systématiquement. Quoi qu'il en soit, dans ces cas d'hémorragies aiguës, nous croyons, avec M. Jaboulay, que l'intervention n'est que très relative, et qu'il vaut mieux s'abstenir.

b) **Hémorragies chroniques**. — Ces hémorragies constituent une menace de mort presque certaine. Elles épuisent rapidement le malade, empêchent l'alimentation; aussi pour les auteurs, von Leube entre autre, l'indication est formelle, il faut intervenir.

B. — Sténose cicatricielle.

Lorsque le travail de cicatrisation s'est produit, il aboutit à la formation d'une cicatrice de forme variable, soit ronde, soit étalée, en bride ou en anneau. Cette cicatrice est rétractile, elle tire sur les tissus voisins et peut produire la sténose de différentes manières. Tantôt c'est la présence d'un nobule cicatriciel, saillant dans la lumière du conduit, qui cause l'obstacle ; tantôt ce sont des brides, développées dans les tuniques duodénales, qui rétrécissent concentriquement le calibre de l'organe ; tantôt ce sont les tissus périduodénaux sclérosés et rétractés, qui compriment ce segment du tube digestif ; on a ainsi deux variétés de sténose : l'une d'origine endogène, l'autre d'origine exogène.

Dans ces cas, l'indication opératoire est formelle ; aucune amélioration spontanée ne surviendra ; il faut absolument assurer la nutrition du malade et, pour cela, rétablir le cours des aliments, soit au moyen d'une opération qui contourne l'obstacle, comme la gastro-entérostomie, soit au moyen d'une opération qui détruise l'obstacle, comme la duodénoplastie. L'intervention doit être pratiquée de bonne heure, avant que la dilatation gastrique et la cachexie ne soient trop prononcées ; toutefois, comme M. Bouveret le fait remarquer, il faut avoir la prudence d'attendre un certain temps, de six à huit semaines, pour ne pas travailler dans un tissu encore ramolli par une inflammation récente.

C. — CURE RADICALE D'UN ULCÈRE EN PLEINE ACTIVITÉ.

L'indication est nette lorsque le malade traîne son affection depuis de longues années, que le traitement médical a été impuissant, que les douleurs persistent, sourdes, continues, que la cachexie fait des progrès. Dans ces cas, le chirurgien ne doit pas hésiter.

II. — Modes d'intervention.

Contre les grandes hémorragies, on a proposé la ligature à distance du vaisseau qui saigne ; contre les petites hémorragies, et pour obtenir la cure radicale, on a préconisé l'excision, l'involution, et surtout la gastro-entérostomie ; pour éviter le rétrécissement, on a eu recours à la même gastro-entérostomie. Nous proposons une opération qui réalise exactement les trois indications, la duodénoplastie suivant le procédé Heinecke Mikulicz.

1° **Ligature du vaisseau à distance.** — Savariaud propose deux procédés pour lier à distance l'artère pancréatico-duodénale, qui est le plus souvent cause de l'hémorragie [1].

a) Le premier consiste à suivre l'artère hépatique. On effondre le petit épiploon à gauche des vaisseaux du hile du foie. On reconnaît le lobule de Spigel, au-dessous de lui la crosse de l'artère hépatique. Il faut suivre cette dernière jusqu'à l'origine de l'artère pancréatico-duodénale et, pour cela, détruire avec la sonde beaucoup de filets nerveux qui enlacent l'artère.

---

[1] Comme source de l'hémorragie, Collin indique 12 fois l'artère pancréatico-duodénale, 3 fois la gastro-épiphoïque droite, 13 fois des vaisseaux indéterminés ; souvent il y a de simples érosions hémorragiques. — Il n'y a pas de rapport entre le calibre du vaisseau et la forme de l'hémorragie ; aussi est-il impossible de diagnostiquer le vaisseau lésé d'après cette dernière.

b) Le deuxième consiste, lorsqu'on a largement ouvert l'arrière-cavité en effondrant le ligament gastro-colique et relevé l'estomac en haut, à chercher à récliner à droite l'origine du duodénum en la décollant d'avec le pancréas. On ne tarde pas à apercevoir la pancréatico-duodénale avant sa bifurcation.

Il est bon de lier en même temps la gastro-épiploïque droite.

Ce procédé est assez rationnel dans le cas d'ulcère hémorragique inaccessible, mais combien de fois sera-t-on certain que cette artère est en cause ?

2° L'excision. — L'excision [1], qui exige en général une longue durée, est difficile ici, à cause des organes voisins, notamment le pancréas et les vaisseaux ; ce procédé ne sera pratique que si l'ulcère siège près du pylore.

3° L'involution. — M. W. Bennett nous communique un cas d'ulcère du duodénum siégeant à 2 pouces du pylore sur la partie antérieure. Il replia (*involuted*) la partie indurée et sutura le péritoine sur la partie repliée au moyen de sutures à la Lembert. Les suites furent bonnes. M. Bennett nous dit n'avoir éprouvé que de la satisfaction de l'emploi de ce procédé.

On peut rapprocher de ce procédé celui qui consiste à inciser la paroi sur l'ulcère et à replier celui-ci dans

---

[1] Paul Franke, th. citée.

la lumière du canal, en suturant tout autour dans les parties saines.

4° **La divulsion digitale**, en cas de sténose, est très difficile à pratiquer sur le duodénum ; de plus, c'est une manœuvre violente, brutale et, par là, dangereuse. D'après Baston, la mortalité, après cette opération, dans le cas de sténose du pylore, serait de 46 pour 100.

5° **La gastro-entérostomie**. — La gastro-entérostomie est une excellente opération, préconisée par la plupart des auteurs : Doyen, Chaput, Talma, Delagénière, etc. Nous n'avons pas à entrer ici dans sa description, nous renvoyons pour la technique aux thèses de Trognon (Paris, 1893), Wilhelm (Nancy, 1893), Danger (Paris, 1894), Duvivier (Paris, 1895), Batanoff (Lyon, 1899-1900).

Le but de cette opération, dans le traitement de l'ulcère du duodénum, est, ou bien d'obtenir la cure radicale de l'ulcère en isolant le duodénum qui est ainsi mis au repos, et en soustrayant l'ulcère au contact des aliments — ou bien, si le rétrécissement est déjà formé, de contourner l'obstacle et de rétablir par une voie supplémentaire le cours des matières.

Obtient-on toujours ce résultat ?

1° D'abord le duodénum est-il bien mis au repos après la gastro-entérostomie? — Pas d'une façon absolue, car à la fin de la digestion gastrique les contractions de l'estomac continuent à se propager au duodénum et mobilisent ainsi cet organe. D'autre part,

les aliments ayant franchi le nouvel orifice gastro-
intestinale peuvent refluer dans le duodénum. Chaput
a signalé un cas, dans sa pratique, où la mort survint
par ce mécanisme [1] *(circulus vitiosus)*. L'ulcère n'est
donc pas protégé et le cours des matières n'est pas
rétabli d'une façon parfaite.

2° L'hémorragie est-elle arrêtée par la gastro-entérostomie ?

Oui, disent MM. Doyen et Talma, les grosses hémorragies sont arrêtées ; mais nous croyons qu'on peut
leur opposer l'observation de Porge[2]. Ce chirurgien
pratiqua une gastro-entérostomie pour une tumeur
qui oblitérait le pylore ; au cinquième jour, mort brusque du malade. A l'autopsie, on trouva l'intestin rempli de sang, et au voisinage du cholédoque, un ulcère
qui avait causé l'hémorragie dont était mort le
patient.

M. Jaboulay, d'autre part, a fait, il y a quelque
temps, pour des hématémèses incoercibles, une gastro-
entérostomie chez un malade du service de M. Bard ;
les hémorragies ont continué après l'opération et ont
amené la mort ; à l'autopsie, on trouva trois ulcères
au voisinage du duodénum et du pylore [3]. Ainsi,
cette opération n'arrête pas toujours l'hémorragie.
Aussi dirons-nous, avec Savariaud, que ce n'est pas
tout de mettre l'estomac et le duodénum au repos, il
ne faut pas négliger l'excision de l'ulcère.

[1] Chaput, *Gaz. des hôp.*, 1898, p. 67.
[2] Porge, *Wien. klin. Woch.*, 1897.
[3] Voir th. de Batanoff, Lyon 1900.

3º Cette opération, enfin, procure-t-elle une cure radicale de la lésion ?

Pas toujours, car elle laisse subsister cette lésion qu'elle a pour but de faire disparaître ; les complications, hémorragie et perforation, peuvent survenir dès lors, soit spontanément, soit par le mécanisme d'un *circulus vitiosus*, comme nous l'avons vu plus haut. (Mickulicz).

Enfin, elle n'arrête pas toujours les vomissements.

Kocher et Jesset[1] ont eu à combattre des vomissements fécaloïdes et Lauenstein[2] perdit un de ses malades à la suite de vomissements bilieux incoercibles survenus après une gastro-entérostomie.

Quelles sont donc, en présence d'un ulcère du duodénum, les indications de la gastro-entérostomie ?

Cette opération sera indiquée toutes les fois que le duodénum sera inabordable, caché derrière un rempart épais de tissu sclérosé, ou qu'il sera fortement adhérent aux organes voisins ; ou enfin, lorsque l'épaisseur de ses parois sclérosées, formant une véritable tumeur, ne permettra pas une intervention directe.

Nous publions plus loin seize observations de gastro-entérostomie pour ulcère du duodénum ; on compte quatorze succès et deux morts. On ne signale les hémorragies que dans quatre cas ; dans deux cas, on note seulement des vomissements parfois sanguinolents ; dans deux de ces quatre cas, les malades moururent à la suite de l'intervention.

[1] *In* th. Wilhelm, Nancy 1893.
[2] *Id.*

Dans les autres cas, il s'agissait d'ulcères ayant dépassé la période d'activité, et marqués par une sténose inabordable ou par des adhérences très serrées. Dans ces cas, la gastro-entérostomie était bien indiquée.

Nous devons remarquer que, dans son cas, Codivilla joignit l'exclusion du duodénum à la gastro-entérostomie.

La gastro-entérostomie est donc une excellente opération en elle-même, mais dont les indications, quand il s'agit d'ulcère duodénal, sont réservées au cas de sténose serrée ou d'adhérences unissant le duodénum aux organes voisins ; si l'ulcère est en activité, nous donnons, à l'exemple de M. Jaboulay, la préférence aux opérations plastiques qui rétablissent le cours normal des aliments, à la duodénoplastie.

DUODÉNOPLASTIE. — La duodénoplastie est une opération exactement semblable à celle que Heinecke et Mikulicz ont préconisée pour le pylore. Pour l'histoire générale de ce mode d'intervention, nous renvoyons à la thèse intéressante de Plauchu[1].

Le principe consiste à inciser longitudinalement le duodénum en faisant porter le milieu de l'incision sur le point le plus rétréci de ce dernier et de suturer la plaie ainsi faite dans le sens transversal. L'anneau cicatriciel devient ainsi la face postérieure du canal, les parties saines au-dessus et au-dessous de l'anneau deviennnent la paroi antérieure.

---

[1] Plauchu, *de la Pyloroplastie* (th. de Lyon, 1899).

Le premier temps de l'opération consiste dans la laparotomie sus-ombilicale médiane ; le second dans la recherche du duodénum, que l'on trouve facilement en soulevant le foie. S'il y a de légères adhérences, on peut les rompre avec précaution, en s'assurant de l'hémostase. Le duodénum attiré dans la plaie, on fait une incision de 3 ou 4 centimètres, mieux vaut la faire encore plus longue, parallèle à l'axe du conduit. L'incision faite, on recherche l'ulcère ; on peut alors soit le gratter ou le cautériser, soit l'exciser ; on procède ensuite à la suture dans le sens transversal, sur deux plans, à la soie : un plan profond et total, l'autre séro-séreux. On peut aussi inciser sur l'ulcère et suturer ensuite en dehors de ce dernier : telle est la pratique de M. Jaboulay.

M. Morison recommande de faire un premier surjet au catgut, comprenant la muqueuse et la musculeuse, de façon à rendre la suture absolument imperméable aux liquides. On recouvre ce premier surjet par une série de points séparés, à la Lembert, avec de la soie.

Quel que soit le procédé de la suture, l'essentiel est de remplir une double indication : asepsie parfaite et affrontement parfait et solide des points suturés.

Certains auteurs assurent le drainage par une mèche de gaze mise au contact de l'incision et qui sort par la plaie abdominale. M. Jaboulay voit plus d'inconvénients que d'avantages dans cette pratique et s'en abstient.

On termine ensuite en fermant la paroi abdominale par trois plans superposés.

Comme dans la pyloroplastie, on prescrit après

l'opération la diète absolue ; mais on donne des lavements de sérum. Trois fois par jour, on fait une
injection sous-cutanée de 1 centigramme de chlor-
hydrate de morphine pour abolir la sensation de faim
et mettre l'estomac au repos ; puis, deux ou trois
jours après l'intervention, on met le malade à l'alimentation lactée ; puis à un régime progressivement solide.

Morison donne des lavements alimentaires, et, par la
bouche, d'abord du thé chaud, puis du lait. Après une
semaine, l'alimentation redevient solide.

Surveiller les selles ; le troisième jour, un peu de
calomel ou bien lavement purgatif.

Avantages de la duodénoplastie. — La duodénoplastie nous paraît préférable à la gastro-entérostomie. Voici pourquoi.

1° La duodénoplastie est moins grave, puisque la
plaie est unique et porte sur un seul segment du tube
digestif. Si l'on veut raisonner par analogie, on verra
que pour la pyloroplastie la mortalité est moindre que
pour la gastro-entérostomie.

2° Elle supprime la stagnation du chyme dans le
duodénum, empêche l'irritation de l'ulcère et réalise
ainsi une indication : la *mise au repos* de l'organe.

3° Elle permet, grâce a la large ouverture qu'elle
nécessite, d'explorer le duodénum et de *traiter directement* l'ulcère par l'excision, le grattage, la cautérisa-
tion, ou d'arrêter l'hémorragie par la ligature du vaisseau dans la plaie s'il y a lieu.

4° Enfin, en *détruisant la sténose*, elle permet de
rétablir le cours des matières alimentaires par leur

voie naturelle, ce qui est infiniment préférable pour la digestion.

La duodénoplastie réalise donc toutes les indications du traitement opératoire ; elle s'adresse à la cause du mal ; c'est une opération vraiment curative et non palliative, mais c'est aussi une opération conservatrice; à cet égard, elle mérite de fixer le choix du chirurgien.

C'est pourquoi elle est indiquée dans les cas d'ulcère en pleine activité, d'ulcère hémorragique, et dans les cas de sténose.

Conditions nécessaires. — Ces conditions sont : 1° Un duodénum abordable, libre d'adhérences serrées et vasculaires ; 2° des parois duodénales pas trop épaissies, mais souples, mobiles et ne présentant pas de traces d'inflammation trop récentes; 3° une lésion pas trop étendue.

Contre-indications. — Une contre-indication formelle est la coexistence d'un cancer à côté de l'ulcère (il est parfois très difficile, d'après Billroth, de distinguer le tissu néoplasique du tissu scléro-inflammatoire), ou même simplement le commencement d'une dégénérescence cancéreuse. Les autres contre-indications sont fournies par l'absence des conditions énumérées plus haut, par l'existence de compressions d'origine extrinsèque, par un état d'atonie trop accusé de l'estomac et un mauvais état général du malade. Dans ces différents cas, on aura recours à la gastro-entérostomie.

Résultats. — Nous avons pu réunir sept cas de duodénoplastie dont nous publions plus loin les observations complètes. Quels en ont été les résultats?

1° Cas de Lange, 1893 : le malade revient a une santé florissante;

3° Cas de Bier, février 1893 : guérison huit jours après l'opération ; un an après les troubles digestifs ont disparu ; à ce moment, le malade présente des signes de phtisie pulmonaire;

3° Cas de Max Einhorn, 1899 janvier : au mois d'octobre la malade se nourrit très bien, ne vomit plus ; elle a gagné du poids et peut travailler;

4° Cas de Heinecke (communuiqué par l'auteur) : beaux résultats immédiats; la patiente meurt quelques mois après, de phtisie pulmonaire;

5° Cas de Jaboulay; 31 mai 1899 : bons résultats immédiats. Guérison sept mois après l'opération, le malade a repris son embonpoint et son poids, il travaille comme précédemment;

Dans les deux cas suivants, l'ulcère étant au voisinage du pylore, on a pratiqué ce que l'on pourrait appeler une pyloroduodénoplastie;

6° Cas de Bier, 1896 : malade suivie pendant deux ans. Guérison, mort de phtisie pulmonaire;

7° Cas de W. Bennett (communiqué par l'auteur). Guérison.

Nous présentons donc sept cas et sept succès : deux malades seulement sont morts, l'un plusieurs mois, l'autre deux ans après l'opération, de phtisie pulmonaire. Les résultats immédiats ont été très satisfaisants; on voit, notamment dans l'observation de M. Jaboulay, que dès la fin de la première semaine les malades ont pu s'alimenter; les symptômes ont disparu, l'appétit reparaît, le poids augmente.

Quant aux résultats éloignés, nous reconnaissons qu'on ne peut les apprécier, les malades échappant en général à la surveillance du chirurgien, après leur guérison définitive.

On ne peut donc savoir s'il y a récidive ; mais si on assimile la duodénoplastie à la pyloroplastie, on se rappellera que Mikulicz a montré que dans cette dernière la récidive n'était pas fréquente : pourquoi n'en serait il pas de même de la duodénoplastie ?

Les succès obtenus dans les sept cas énumérés plus haut montrent donc que l'opération peut être pratiquée avantageusement, d'autant plus qu'elle est simple et rapidement exécutée.

Un certain nombre de chirurgiens compétents que nous avons consultés, ont bien voulu nous prêter l'appui de leur haute autorité. Nous sommes heureux de reproduire ici, comme résultat de notre conquête, leurs propres paroles.

M. Mikulicz ; de Breslau : « Je considère l'idée du traitement de l'ulcère du duodénum ou de ses cicatrices par une opération plastique analogue à la pyloroplastie, la duodénoplastie, telle que l'a pratiquée M. Jaboulay, comme très heureuse. Je l'emploierai dans un cas semblable. Dans un cas, l'autopsie m'a montré que j'aurais pu faire facilement une duodénoplastie. »

M. Roux, de Lausanne : « Je considère la duodénoplastie, dans le cas d'ulcère du duodénum ou de rétrécissements consécutifs, comme l'opération de choix...

« Dès qu'il y a la moindre difficulté, je me rabats sur la gastro-entérostomie, soit pour soulager l'ulcère, soit pour parer au rétrécissement éloigné. »

M. Lauenstein, de Hambourg : « J'estime que la duodénoplastie, que vous proposez dans le cas de sténose du duodénum, est une opération très utile et très rationnelle. »

M. Gussenbaüer, de Vienne : « A mon avis, l'opération que vous proposez peut obtenir du succès quand les conditions sont favorables. »

M. Morison, de Newcastle, après avoir cité deux cas d'ulcère du duodénum terminés par la mort, sans que l'on ait opéré, s'exprime ainsi : « Je ferais maintenant la gastro-entérostomie ; cependant je crois que si, dans les deux cas, la duodénoplastie était possible, elle serait décidément préférable. »

M. Heinecke, d'Erlangen : « Il me semble certain que l'élargissement produit par la duodénoplastie doit exercer une influence favorable, aussi bien sur la diminution des phénomènes graves que sur la guérison elle-même. En faveur de cette opinion, les expériences faites sur le pylore avec la pyloroplastie ont été heureuses. »

CHAPITRE VI

OBSERVATIONS

§ 1. — Observations d'ulcère du duodénum avec hyperacidité.

OBSERVATION I

(Georgiewski, *Bolnitsch Gaz. Botkina*, 1895.)

*Ulcère du duodénum. — Hyperchlorhydrie. — Perforation.
Mort.*

Homme souffrant depuis longtemps de l'estomac. Il présentait des vomissements dont la teneur en acide chlorhydrique
libre dépassait 3 pour 1000. Survint une perforation, suivie de
de glycosurie ; à l'autopsie, on trouva un ulcère du duodénum.

OBSERVATION II

(Communiquée obligeamment par M. Talma, d'Utrecht.)

*Ulcère du duodénum. — Hyperchlorhydrie. — Perforation.
Mort.*

Un homme de quarante-six ans souffre depuis quinze ans de
symptômes d'ulcère de l'estomac ; pyrosis par hyperchlorhydries
douleurs, vomissements assez rares de matières, d'une acidité,

assez grande, 4 pour 1000; pas d'insuffisance motrice. Le pylore paraît induré. Le malade refuse une intervention.

17 mai. — Eclatent des symptômes de perforation. On pratique la laparotomie.

24 mai. — Mort.

A l'autopsie, on trouve un ulcère du duodénum à 2 centimètres au-dessous du pylore. Les bords de l'ulcère sont digérés; la paroi inférieure de la première portion du duodénum est de même digérée.

Observation III

(Devic et Roux, 1894.)

Ulcère du duodénum — Saturnisme ancien — Hyperchlorhydrie — Anémie pernicieuse progressive. — Mort. — Autopsie.

V... J..., quarante-quatre ans, peintre-plâtrier.

Antécédents héréditaires. — Père mort d'une affection cardiaque. Mère morte probablement de pneumonie. Marié, a eu deux enfants qui se portent bien. Sa femme est morte de phtisie pulmonaire.

Antécédents personnels. — Pas de scrofule, pas de fièvre typhoïde, mais rougeole et coqueluche dans l'enfance. Vers l'âge de douze ans, étant apprenti, première colique de plomb. Jusqu'à l'âge de vingt et un ans, ces coliques se reproduisent cinq à six fois, mais jamais bien intenses. Le malade abandonna sa profession au moment de son service militaire, et la reprit, il y a trois ans. Deux mois s'étaient à peine écoulés, qu'il éprouva des troubles gastriques, caractérisés surtout par des douleurs dans l'hypocondre droit et accompagnés d'alternatives de diarrhée et de constipation; mais appétit normal, pas de vomissements; sensation de faiblesse générale.

Un jour, il s'aperçut par hasard que ses selles renfermaient du sang; un médecin l'examina et affirma qu'il n'avait pas d'hémorroïdes. Ces pertes de sang provoquèrent une anémie aiguë, qui décida le malade à entrer à l'Hôtel-Dieu (service de M. Clément). Néanmoins, il reprit son travail jusqu'à il y a dix-huit mois ; les troubles digestifs avaient disparu ; il ne suivait aucun régime.

En mars 1892, il éprouva un jour, subitement et sans raison, des vertiges avec sensation de défaillance ; au bas de son escalier, il eut une syncope ; emporté dans son lit, il reprit connaissance, mais eut des nausées assez fortes. Dans la nuit, il fit par l'anus un plein vase de sang noir coagulé. Le lendemain, on le conduisit à l'Hôtel-Dieu (service de M. Clément). Pendant plusieurs jours le méléna se reproduisit. Traitement : antipyrine, diète lactée, applications froides sur le ventre.

1ᵉʳ mai. — Il sort de l'Hôtel-Dieu, amélioré, mais non guéri ; depuis cette époque, il fut essoufflé, très pâle, très anémique. Les troubles digestifs reparurent il y a quatre mois. Diminution de l'appétit, douleurs assez vives de l'épigastre et dans l'hypo-condre droit, presque permanentes, et subissant une recrudescence marquée après le repas et souvent pendant la nuit ; dans ce dernier cas, l'ingestion d'un verre de lait ou une pression énergique à l'épigastre la calmait. Jamais de vomissements, mais alternatives de diarrhée et constipation.

Il y a deux mois, après avoir mangé et bu une assez grande quantité de melon et de bière, vomissements alimentaires sans hématémèses, et le lendemain, nouveau méléna. Il revient pour la troisième fois dans le service de M. Clément, en ressort, puis revient une quatrième fois. La dernière hémorragie a coïncidé avec l'apparition de douleurs vives à l'épigastre et dans l'hypo-condre droit, qui ont déterminé le malade à entrer à l'hôpital, plus que son état d'anémie profonde.

Pas d'alcoolisme, pas de syphilis ni blennorragie, pas d'impaludisme. Aucun excès.

État actuel. 20 septembre. — Appétit fortement diminué, sans dégoût spécial pour certains aliments. Ce qu'il tolère le mieux, c'est la viande et les œufs, sans pain, et surtout le lait. L'ingestion des aliments détermine une sensation de pesanteur bien marquée, sans augmentation marquée de douleurs abdominales.

Vomissements rares, surtout composés d'aliments à saveur acide. Diarrhée quotidienne sans coliques.

Le malade attire surtout l'attention sur les douleurs vives qu'il éprouve à l'épigastre et à l'hypocondre droit ; elles sont presque continuelles, et paraissent diminuer par une forte pression, par la position accroupie, par le décubitus latéral droit.

Au moment où elles s'exaspèrent, elles s'irradient à tout l'abdomen, aux lombes, aux membres inférieurs ; le facies devient grippé, l'affaiblissement extrême : pâleur cireuse vraie, bien distincte de la teinte jaune des cancéreux. Pas d'éruption cutanée ni d'œdème. L'amaigrissement n'est pas très marqué.

Cœur. — Palpitations au moindre effort. La pointe bat dans le cinquième espace, sur la ligne mamelonnaire. A la base, on entend un souffle systolique assez doux, à maximum dans le deuxième espace gauche. Rien à la pointe. Bruit de diable très marqué dans le vaisseau du cou. Souffle oculaire extrêmement intense, perçu par le malade lui même sous forme de bourdonnement continu. Pouls régulier.

Poumons. — Obscurité respiratoire assez marquée aux deux sommets, en avant et en arrière.

Langue sèche et saburrale ; un liséré de Burton à peine visible ; soif vive.

Abdomen légèrement météorisé. La sonorité stomacale descend jusqu'à trois travers de doigts au-dessous de l'ombilic ; on obtient là le clapotage.

La palpation de l'abdomen est douloureuse à l'épigastre et dans l'hypocondre droit.

Le foie n'est pas gros, et de consistance normale.

Pas d'adénopathie, ni au creux sus-claviculaire, ni aux aisselles, ni aux aines.

Réflexes rotuliens normaux.

Pas de fièvre.

L'urine, pâle, claire, renferme une quantité notable d'albumine.

28 septembre. — La pâleur des téguments a encore augmenté. Pas d'œdème. Urines albumineuses. Pour calmer les douleurs

on fait au malade deux ou trois injections de morphine par
jour. L'examen quotidien des selles au microscope n'y a jamais
fait reconnaître du sang ni des œufs de parasite. Le sang du
doigt contient 1 globule blanc pour 350 ou 400 globules rouges.
Ces derniers sont au nombre de 1.100.000 une fois, et de
1.008.000 une autre fois.

Régime : 1 litre 1/2 de lait, un ou deux potages, un peu de
volaille. Le vin augmente ses douleurs.

30 septembre. — Le Dr Meurer découvre dans le fond de
l'œil, des deux côtés, surtout à gauche, des hémorragies dis-
posées le long des vaisseaux ; pas de traces d'anciennes hémorragies. Il s'agit sûrement d'hémorragies rétiniennes, dans un
cas d'anémie pernicieuse ; rien ne rappelle les lésions de la réti-
nite brightique. Le reste de l'œil est normal.

Pas de fièvre le matin ; le soir, de temps en temps, 38° ou
38°,5.

Pas d'ulcération des téguments. Respiration toujours obscure
aux deux sommets. Urine albumineuse.

2 octobre. — Toujours trois ou quatre selles diarrhéiques
par jour, mais pas de sang. Le malade compare maintenant ses
douleurs à la sensation que lui donnerait une plaie intérieure,
toujours dans la même région. Aussitôt après l'ingestion des
aliments, sensation de brûlure différente de la sensation douloureuse permanente ; en même temps, parfois pendant la nuit,
recrudescence de cette douleur sourde et permanente. Pas d'ascite, pas d'œdème.

Pour la première fois, vomissement trois quarts d'heure après
avoir mangé une soupe au lait et un peu de blanc de volaille.

Examen du vomissement : liquide d'odeur aigrelette.

Acidité totale : 3,25 pour 1000.

Réaction de Günzburg : anneau rouge très marqué.

Vert brillant : couleur vert pré très nette.

Réaction d'Uffelmann : néant.

Réaction de Biuret : peptones en assez grande quantité.

Digestion rapide artificielle de petits cubes d'albumine.

4 octobre. — Nouvel examen du sang. Globules rouges

= 980.000 et 960.000 pour deux fois. Pas d'amaigrissement notable. Souffles oculaires toujours intenses. Pâleur intense.

Le bicarbonate de soude, administré à la dose de 9 grammes par jour en trois fois, une demi-heure, une heure et une heure et demie après les repas, a produit de très bons résultats : suppression de la sensation de brûlure et atténuation marquée des douleurs abdominales permanentes.

5 octobre. — Suppression involontaire du bicarbonate ; les douleurs ont reparu.

Vomissement dont voici l'analyse :

Acidité totale : 3,05 pour 1000.

Réaction Günzburg : anneau rouge très large.

Vert brillant : couleur vert pré très nette.

Réaction d'Uffelmann : négatif.

La faiblesse du malade empêche de faire une exploration avec la sonde.

6 octobre. — Le bicarbonate est repris. Selles diarrhéiques fréquentes, mais sans trace de sang. Urines moins abondantes mais albumineuses; pas d'œdème. La palpation est toujours douloureuse. Le malade a du subdélire; le soir, 38°,5.

9 octobre. — Subdélire plus marqué. Affaiblissement extrême. Urines rares. Douleurs moins vives. Pas d'œdème.

11 octobre. — Mort à la suite d'un effort du malade pour se lever.

Autopsie. — *Plèvre droite :* 200 grammes de liquide citrin ; un peu de pleurésie interlobaire.

Poumon droit : œdème au sommet; cicatrices étoilées et déprimées avec infiltration calcaire.

Plèvre gauche : symphyse pleurale presque généralisée. Sommet du *poumon gauche* est transformé en un bloc dur et noir adhérent au thorax par des tractus fibreux.

Cœur : 360 grammes, paraît normal.

Cavité abdominale : pas de liquide, pas d'adhérence dans le péritoine.

Estomac très dilaté. La muqueuse ne présente aucune trace d'ulcère ou de cicatrices; pylore et cardia sains.

Duodénum : A 5 centimètres du pylore, sur la face postérieure du duodénum, large dépression de forme à peu près circulaire, de l'étendue d'une pièce de 5 francs et d'une profondeur de 8 à 10 millimètres. Le fond est formé par du tissu fibreux recouvrant le pancréas : les bords de l'ulcère surplombent le fond et sont formés par la muqueuse attirée par le tissu cicatriciel du fond. Dans la profondeur de l'ulcère, on ne voit pas de vaisseau.

Pas de rétrécissement du calibre du duodénum ; pas de sang dans sa cavité ni dans aucune portion de l'intestin Pas d'autres ulcérations.

Le reste de l'intestin est normal.

Foie et *canaux biliaires* sont normaux.

Reins un peu pâles.

Capsules surrénales volumineuses, non altérées.

Globes oculaires montrent les hémorragies observées pendant la vie.

Moelle osseuse du sternum, tibia et bassin : est rouge pâle, mais pas d'aspect graisseux.

Cerveau normal.

EXAMEN HISTOLOGIQUE. — *Poumons :* au sommet droit, tubercules anciens infiltrés. Au sommet gauche, tissu de sclérose et endopériartérite.

Rein : légère néphrite interstitielle scléreuse.

Estomac : Rien, si ce n'est près du pylore, lésions nettes de gastrite interstitielle.

Duodénum : 1° Entre l'ulcère et le pylore : lésions non douteuses de duodénite interstitielle chronique, ayant mêmes caractères, mais plus accentués, que celles de l'estomac. La sous-muqueuse est intacte.

2° Fond de l'ulcère : n'est constitué que par une couche peu épaisse du tissu fibreux, où il est impossible de retrouver les éléments de la paroi duodénale ; nombreux filets nerveux coupés.

3° Bords de l'ulcère : glandes enserrées dans un tissu conjonctif enflammé ; thrombose des vaisseaux.

OBSERVATION IV

(Boudin, Soc. des sciences méd. de Lyon, 27 avril 1898.)

*Ulcère du duodénum. — Alcoolisme. — Troubles digestifs.
Hyperchlorhydrie. — Mort. — Autopsie.*

Homme, quarante neuf ans, entre le 22 mars 1898 dans le
service de M. Josserand, pour des symptômes gastriques datant
de dix-huit mois.

Antécédents personnels. — Alcoolisme, nervosisme.

Au début, le malade ressentit des douleurs abdominales
généralisées et vives, accompagnées de signes d'hyperchlorhydrie (renvois acides, pyrosis, vomissements).

Trois mois avant son entrée, il y eut recrudescence des symptômes, avec 8 ou 10 vomissements par jour et exacerbation des
douleurs.

Au niveau de l'estomac, pas de dilatation; par la pression,
douleur vive au creux épigastrique, mais sans douleur de trans-
fixion de broche.

L'analyse d'un vomissement donne 4,16 comme acidité totale,
avec des réactions du vert brillant et de Gunsbourg très positives.
Pas d'acide lactique.

Le régime du bicarbonate à hautes doses soulage beaucoup le
malade.

Le 2 avril, hématémèse abondante; diète absolue et alimentation rectale.

18 avril, nouvelle hématémèse, mais faible; en même temps
facies grippé, pouls filiforme, ventre tendu; on injecte 1 litre
de sérum. Mort.

A l'autopsie, au niveau de la première portion du duodénum,
on trouve une perforation de la grosseur d'une pièce de 1 franc,
sur la paroi antérieure et supérieure du conduit.

Rien du côté de l'estomac. Les bords de l'ulcération sont
indurés, et semblent, à la coupe, formés de tissu lardacé. Pas

trace de vaisseau ulcéré. De plus, adhérences des bords de l'ulcération à la vésicule biliaire, mais sans ouverture de cette dernière.

§ 2. Observations de gastro-entérostomie pour ulcère du duodénum.

I. Rydygier[1]. — *Rétrécissement fibreux du duodénum*. Gastro-
entérostomie antérieure. Succès.

II. Berg[2]. — *Ulcère duodénal avec sténose*. Homme, trente-
neuf ans. Pas de méléna. Dilatation gastrique. Gastro-entérostomie postérieure retro-colique le 13 mai 1898. Guérison
8 juillet.

III. Pagenstecher[3]. — *Ulcère duodénal*. Femme, quarante-
deux ans. Troubles digestifs depuis six ans : douleurs et
vomissements répétés. Depuis neuf mois, hématémèses et
méléna. La morphine seule calme les douleurs. Affaiblissement
extrême.

A 5 centimètres du pylore, on trouve un épaississement
considérable de la paroi duodénale qui ne permet pas d'amener
l'organe jusque dans la plaie. Gastro-entérostomie d'après le
procédé de Kocher. Immédiatement après l'opération, lavements
d'eau bouillie. Le premier jour, vomissements de quelques
mucosités mêlées de flocons noirs; selles noires et douleurs;
pouls 100; le cinquième jour les vomissements sont colorés
par la bile.

Nouvelle laparotomie : la suture gastro-intestinale paraît
guérie, on fait une entéro-anastomose entre les deux branches
de l'intestin adjacentes à la suture gastro-intestinale; les
vomissements s'arrêtent.

Pendant quelques jours, la malade souffre dans la région de

---

[1] Rydygier, *Centralblatt f. Chir.*, 1884.
[2] Berg, *Nord med. Arch.*, 1898.
[3] Pagenstecher, *loc. cit.*

l'arc costal gauche, mais pas de vomissements. La malade guérit six mois après ; elle a repris son embonpoint et est très contente.

IV. Pantaloni [1]. — *Ulcère calleux du duodénum avec sténose et stase.* Homme de cinquante-huit ans ; hémorragie intestinale subite, il y a 8 ans ; syncope. Depuis cette époque, malaises, douleur dans la région du foie, selles fréquemment noires pendant plusieurs jours de suite ; vomissements abondants et quotidiens. Poids : 5o kilogrammes.

Opération. — Depuis le pylore jusqu'à la fossette duodéno-jéjunale, les parois du duodénum sont pour ainsi dire cartonnées, tant elles sont dures et épaisses ; l'épiploon et la vésicule biliaire adhèrent à sa surface : on fait la gastro-entérostomie rétro-colique postérieure en Y.

Guérison complète en peu de jours.

Codivilla [2]. — Cinq cas :
V. *Ulcère et sténose du duodénum.*

Homme, quarante ans. Troubles digestifs depuis quinze ans. Douleurs cinq ou six heures après le repas. *Vomissements acides* fréquemment mêlés de bile et de sang.

On trouve, à deux travers de doigt au-dessous du pylore, un épaississement sur 5 centimètres de longueur, adhérent à la face inférieure de foie et au ligament gastro-colique, on fait la gastro-entérostomie. Guérison rapide, qui se maintient cinq ans après.

VI. *Ulcère duodénale. Adhérences. Exclusion du duodénum et gastro-entérostomie.*

Homme, cinquante-deux ans. Troubles dyspeptiques depuis deux ans ; douleurs, puis hématémèse et méléna ; traitement médical insuffisant ; opération le 5 mai 1898. Fortes adhérences entre duodénum, pylore et foie ; la deuxième portion du duodénum

---

[1] Pantaloni, *Arch. prov. de chirurgie*, 1899.
[2] Codivilla, *loc. cit.*

est indurée; pour assurer le repos du duodénum, diminuer l'hémorragie, et surtout pour rendre sa mobilité à l'estomac, il faut sectionner le pylore; on réunit les deux lèvres de chaque section, puis on fait la gastro-entérostomie.

Guérison prompte, mort quatre mois après, de tuberculose pulmonaire : à l'autopsie, on trouve une sténose au-dessus de l'ampoule de Vater, et une cicatrice arrondie de la largeur de 1 centimètre.

VII. Homme, quarante ans. Troubles digestifs, vomissements. Le duodénum est rétréci à 3 centimètres du pylore; il forme, sur une longueur de 5 à 6 centimètres, un cordon dur et épais, adhérent aux parties voisines. Gastro-entérostomie.

Guérison qui se manifeste cinq ans après.

VIII. Homme quarante-deux ans; souffre depuis douze ans; douleur trois ou quatre heures après les repas; *vomissements acides* plusieurs fois par jour, quelquefois sanguinolents. Gastro-entérostomie. Guérison trois ans après. Bonne santé.

IX. *Ulcère et sténose du duodénum.*
Gastro-entérostomie en 1897. Guérison en 1898.

Doyen[1], quatre cas :
X. Homme, quarante ans, opéré *in extremis*. Induration et adhérence à l'union de la première et de la deuxième portion du duodénum.
Gastro-entérostomie transmésocolique. Mort.

XI. Homme, quarante ans. *Ulcère calleux du pylore et du duodénum.* Sténose. Hématémèses nombreuses et abondantes. Faiblesse extrême. Gastro-entérostomie transmésocolique. Guérison.

XII. Homme, trente-deux ans. *Ulcère du duodénum.* Gastro-entérostomie antérieure. Guérison.

[1] Doyen, *Chir. de l'estomac et duodénum*, p. 332, 338 et 341.

XIII. Femme, vingt-huit ans. *Sténose duodénale*, vomissements. Dilatation, anachlorhydrie. Bile dans l'estomac, Gastro-entérostomie et pylorectomie. Guérison.

XIV. Loche (thèse Paris, 1893). *Ulcère de la deuxième portion du duodénum.* Hématémèses incoercibles. Adynamie. Gastro-entérostomie postérieure. Mort dans les quarante-huit heures.

XV. Rewidzow[1]. *Sténose de la partie inférieure* du duodénum. Gastro-entérostomie. Guérison.

XVI. Jaboulay, 1899. *Adhérences de la vésicule biliaire et du duodénum* formant tumeur; symphyse duodéno-hépatique. Dilatation de l'estomac. Gastro-entérostomie postérieure. Guérison.

§ 3. — Observations de duodénoplastie.

Observation I
(Lange, *Annals of surgery*, 1893.)

Un homme, après avoir éprouvé de graves troubles digestifs faisait du sang dans ses selles; en même temps, il présentait tous les signes d'un ulcère de l'estomac, pour lequel il fut d'ailleurs traité.

Huit ans après, comme il présentait des signes de sténose du pylore, vomissements incessants et dilatation d'estomac, on intervint chirurgicalement. Le pylore était normal, mais le duodénum était rétréci de 1 pouce et admettait à peine un petit crayon.

La sténose fut incisée, suturée transversalement suivant la méthode des opérations plastiques; le patient recouvra une bonne santé.

[1] *Centralblatt f. Chirur.*, 1899.

Observation II

(Bier, *in* thèse Franke.)

G. L. ., vingt ans, charpentier, souffre en 1891 d'un catarrhe de l'estomac ; guérison en cinq semaines. En 1892, nouvelles douleurs, malaises après les repas et dans l'intervalle ; vomissements quelquefois mêlés de sang. Le poids est tombé de 78 kilogrammes à 53 kilogrammes le jour de son admission à l'hôpital, le 6 février 1893.

A ce moment, on ne constate pas de tumeur, mais une dilatation très considérable. Lavages antiseptiques pendant deux mois sans succès.

Avril. — On diagnostique sténose du pylore. Le poids tombe à 49 kilogrammes, on intervient à ce moment ; après la laparotomie, on sent au pylore une nodosité épaisse et dure, qui est la tête du pancréas ; un peu en arrière le duodénum, qui est légèrement rétréci en anneau et ferme au toucher :

On incise à ce niveau le duodénum, sur une longueur de 3 1/2 à 4 centimètres, tandis que l'estomac est comprimé avec une pince de Lücke et le duodénum avec les doigts d'un aide. Le scalpel traverse une couche de tissu scléreux et arrive sur un segment rétréci. On introduit alors la plus grosse bougie d'Otis sans difficulté.

Puis on étale transversalement l'incision longitudinale, suivant la méthode de Heinecke ; on la suture ainsi, avec des points à la Lembert. Un peu du contenu du duodénum se répandit sur l'estomac et sur l'intestin, par suite de la négligence de l'aide à comprimer ; mais on tamponna et on sécha. La paroi abdominale fut ensuite suturée sur trois plans à la soie ; on fit un pansement iodoformé ; le même jour le malade fut laissé à la diète absolue.

Le lendemain, la température fut de 40°,2 ; le malade toussa et vomit ; l'après-midi, on lui fait prendre un peu de café noir.

Le troisième jour, la température redevint normale. Le sixième jour, il n'y avait plus ni renvois, ni vomissements. Le huitième jour, on enleva la soie, on fit le pansement. Le malade fut alors renvoyé guéri.

L'année suivante, on sut que dans les premiers temps il vomit quelquefois ; mais tous les malaises, à cette époque, avaient disparu. Actuellement (1894), il tousse fortement et présente des symptômes de phtisie pulmonaire à son début.

Observation III

(Max Einhorn, *Medical Record*, janvier 1895.)

Mme L..., trente-huit ans. Troubles digestifs depuis l'âge de quatorze ans. Traitement médical impuissant. L'examen du suc gastrique dénote une augmentation de HCl. Dilatation de l'estomac.

Opérée en janvier 1893. On trouve un rétrécissement dans la première portion du duodénum. On fait une duodénoplastie ; la malade se rétablit rapidement.

Examinée au mois d'octobre. On constate que les aliments ne séjournent pas d'un jour à l'autre dans l'estomac. La malade se nourrit très bien, n'a plus de douleurs, ne vomit plus ; elle a gagné du poids et peut se livrer à toutes ses occupations.

Observation IV

(M. Heineke, communication épistolaire de l'auteur.)

« J'ai opéré une sténose cicatricielle du duodénum, qui se présentait comme une sténose du pylore. J'ai fait une opération plastique. La sténose siégeait à environ 3 centimètres du pylore ; l'opération fut à peine différente d'une pyloroplastie. Les résultats furent très bons, mais la malade mourut quelques mois après, de tuberculose pulmonaire. »

Observation V (inédite).
(Recueillie par notre ami le Dr Feuillade.)

Ulcère du duodénum. — Ancienne suppuration de l'oreille gauche. — Duodénoplastie par M. Jaboulay. — Guérison.

M. X..., quarante-cinq ans, économe dans une usine.

Antécédents héréditaires. — Père bien portant, âgé de soixante-dix ans. Mère en bonne santé, âgée de soixante-huit ans ; a eu, à l'âge de quarante-cinq ans, un peu de dilatation de l'estomac. Le grand-père et la grand'mère paternels et maternels sont morts à un âge avancé et n'ont jamais eu d'affection stomacale. — Un frère en bonne santé.

Antécédents personnels. — Excellente santé pendant son enfance. Vers l'âge de quatre ou cinq ans apparaissait, dans le conduit auditif gauche, un petit bouton qui provoquait des douleurs intenses ; il s'ouvrait, un peu de sérosité s'écoulait, puis tout disparaissait.

A huit ans, fièvre scarlatine ; vers l'âge de dix ans, un écoulement commence à paraître dans l'oreille gauche. Un médecin consulté ne trouve pas, paraît-il, le tympan perforé ; il fait quelques cautérisations au nitrate d'argent. L'enfant porte constamment un tampon de coton dans l'oreille et boit de l'huile de foie de morue ; de temps en temps la sécrétion disparaissait. Parfois, il se curait l'oreille et amenait du sang. L'acuité auditive était sensiblement diminuée.

Jusqu'à l'âge de vingt et un ans, l'écoulement ne varia pas. C'était un écoulement séreux. Le malade part alors au régiment et ne suit aucun traitement.

A son retour de l'armée, en 1879, M. Poncet lui enlève un polype qui s'était développé sur la membrane du tympan (le chirurgien a probablement arraché le tympan). Après l'opération, l'écoulement diminue, le malade se fait des injections avec une solution de sulfate de zinc.

En 1888, un nouveau petit polype se développe à la place de

l'ancien. M. Tripier l'enlève et fait des cautérisations au nitrate d'argent.

L'écoulement redevient aussi abondant que précédemment. En 1890, M. Lannois prescrit des lavages boriqués, des cautérisations, et finalement l'adresse à M. Jaboulay, qui fait une trépanation de la mastoïde et enlève la chaîne des osselets. L'écoulement cessa complètement après l'opération. Quelques mois après, l'écoulement revint peu à peu.

Vers 1894, une membrane a pris la place du tympan, une exostose s'est développée dans le conduit auditif externe ; nouvelle opération. M. Jaboulay enleva l'exostose ; la suppuration de l'oreille diminua de nouveau après l'opération. Puis la suppuration reprit de plus belle ; la fausse membrane ayant remplacé le tympan s'est reformée, et le malade entend très peu de cette oreille.

Histoire de la maladie. — Depuis l'âge de quatorze ans le malade mangeait très rapidement et ne mâchait pas ses aliments ; il buvait peu. Depuis, il s'est toujours surmené, mangeant toujours rapidement, à des heures très irrégulières, et travaillant une partie de la nuit. Il s'est même souvent contenté d'un petit pain pour son souper.

Vers 1896, le malade ressentit quelques douleurs du côté de l'estomac, deux ou trois heures après les repas. Le bicarbonate de soude fit cesser ces douleurs ainsi que la boulimie qui l'accompagnait. Le malade buvait en même temps du lait et faisait un usage fréquent de lavements.

Depuis, les douleurs n'ont fait qu'augmenter mais elles cédaient toujours à l'administration du bicarbonate de soude.

En 1898, le malade était très fatigué, il avait une teinte jaune ; il avait beaucoup maigri et éprouvait toujours des douleurs très vives après les repas ; mais il ne vomissait pas.

14 juillet 1898. — Il eut un méléna d'environ 1 litre qui ne l'affaiblit pas sensiblement ; il continua ses occupations habituelles.

1er août. — M. Bouveret diagnostiqua un *ulcère à l'état latent*, et mit le malade au repos et au régime lacté. Le malade ne put se reposer, et, comme il allait plus mal, il partit à la Ciotat; il commence alors à engraisser un peu; mais brusquement, le 20 janvier 1899, pendant la nuit, survint une douleur atroce au creux épigastrique, un peu à droite de la ligne médiane, et s'irradiant jusque dans les reins; il ne vomissait pas.

Le matin, les douleurs cessèrent, puis revinrent de temps en temps aussi vives. Une nuit de fin janvier, les douleurs réapparurent plus vives; le malade prit un lavement; dans ses selles il constata alors une grande quantité de sang noir. M. Pantaloni, de Marseille, voit le malade et veut l'opérer; mais celui-ci, après une dizaine de jours de repos au lit et de régime lacté, revient à Lyon. M Bouveret le met alors à une diète absolue avec alimentation rectale de sept jours, qu'il répète une seconde fois quelques jours après.

Le malade a perdu 14 livres; à ce moment, il pèse 48 kilogrammes, le 14 mars. Peu à peu, après avoir bien supporté ce jeûne, il se remet à prendre du lait, puis des œufs, de la viande, il se lève et va beaucoup mieux.

Dans la nuit du 19 mai, à 2 heures du matin, réapparut une douleur excessivement vive dans tout l'abdomen, surtout du côté de l'appendice. Température 39 degrés. Injection de morphine et glace sur le ventre.

12 mai. — Consultation avec M. Bouveret. Comme le malade présente des signes d'obstruction intestinale, on le transporte à l'Institut Saint-Louis. On lui administre un lavement huileux; il fait quelques vents et un peu de selles.

23 mai. — On ramène le malade chez lui. Chaque fois qu'il buvait du lait, il éprouvait une douleur atroce sur le creux épigastrique, un peu à droite, une heure ou deux après l'ingestion du liquide.

27 mai. — M. Jaboulay voit le malade avec le D⁻ Feuillade. La ténacité des douleurs, le milieu, le dépérissement progressif général imposent l'opération curative. Elle fut pratiquée le 31 mai par M. Jaboulay, avec le concours de MM. Feuillade, Bérard et Kœhler.

Après la laparotomie sus-ombilicale médiane, on arrive immédiatement sur la première portion du duodénum, qui est cachée sous le foie, et indurée en un point au voisinage de la deuxième portion. C'est l'ulcère qui siège sur la face antérieure et a fait une cicatrice en attirant à lui les tissus voisins ; le calibre du duodénum est, à ce niveau, rétréci : sur l'ulcère, amené dans la plaie opératoire, est pratiquée une incision de 3 à 4 centimètres environ, parallèle au grand axe de l'intestin, puis une suture perpendiculaire à sa direction et sur deux plans à la soie : un plan profond et total, l'autre séro-séreux. Fermeture de la paroi abdominale par trois plans superposés.

La température a été de 38°,5 et de 38°,2 pendant un jour; de 37°,5 le deuxième jour; de 37°,2 à partir du troisième jour. Diète pendant trois jours; on ne donne que des lavements de sérum. A la fin du troisième jour, alimentation qui consiste dans 1 litre de liquide par vingt-quatre heures (lait, bouillon ou champagne); évacuation intestinale spontanée vers le commencement du cinquième jour; la miction s'est faite régulièrement chaque jour, sauf vers la fin du troisième jour, où il a fallu cathétériser la vessie qui contenait un demi-litre d'urine. A partir du quatrième jour, le malade s'est assis dans son lit et a eu l'autorisation de se remuer et de changer de place. Le septième jour, on enlève les fils et on ramène le malade chez lui. Pendant les premiers jours qui ont suivi l'opération, le malade n'a pa souffert du tout de l'estomac.

L'alimentation est reprise peu à peu et consiste en : œufs, cervelles, riz de veau, poulet, etc. La constipation, qui se maintient toujours, est combattue avec des lavements glycérinés. Au bout de vingt jours, le malade se lève; comme la sécrétion de l'oreille continuait, on prescrit des gargarismes.

Dè squ'il peut se lever, on le pèse, son poids est de 48 kilogrammes; huit jours après il a gagné 800 grammes; l'alimentation est augmentée; huit autres jours après 2 kilogrammes; tous les huit jours il gagne de 700 à 800 grammes. Actuellement il pèse 61 kilogrammes : « Jamais, depuis deux ans, dit-il, il n'avait autant pesé, il prend du ventre ».

L'estomac, ayant été surpris par une alimentation nouvelle, se dilate un peu ; on donne de la noix vomique et tout rentre dans l'ordre.

De temps en temps, le malade ressent quelques tiraillements et quelques points vagues, tantôt à droite, tantôt à gauche, disparaissant rapidement.

Deux mois après l'opération, le malade, qui était toujours très constipé, remarqua que ses selles devenaient de moins en moins abondantes et filiformes ; elles renfermaient des fausses membranes (il faut noter que déjà, trois ou quatre ans auparavant, il avait eu de l'entérite muco-membraneuse). Il supprima alors le vin à ses repas, ne but que du lait en mangeant, surveilla son régime ; les fausses membranes devinrent moins abondantes, mais les selles restèrent toujours difficiles.

Quatre mois après l'opération, le malade prenant des lavements sans succès, on fait de l'entéroclyse ; la sonde pénètre dans l'S iliaque sans trouver d'obstacle ; les selles redeviennent normales, mais il est toujours nécessaire d'employer les lavements.

Actuellement, janvier 1900, le malade a repris complètement ses occupations qui sont assez actives ; il mange à son appétit et ne suit pas un régime trop sévère ; il ne se prive que de légumes et de vin ; il boit de l'huile de foie de morue. Il n'a jamais revu de trace de sang dans ses matières. Il n'a jamais de renvois, mais il est toujours très constipé ; s'il souffre parfois de l'estomac pendant la digestion, il prend un peu de bicarbonate de soude. En somme, il est très satisfait de son état. Une seule chose le gêne ; il a constamment la sensation qu'il déglutit le pus que sécrète l'ancienne lésion de son oreille gauche.

§ 4. — Observations de pyloroduodénoplastie.

OBSERVATION VI

(M. Bennett, communication épistolaire de l'auteur.)

« Dans un cas, je décidai de faire la laparotomie, à cause de l'existence de symptômes qui semblaient se rapporter à un ulcère duodénal ou à un ulcère du pylore avant la perforation.

« Après la laparotomie, on trouva une zone scléreuse qui entourait le pylore et se prolongeait sur le duodénum. Le pylore fut incisé longitudinalement. La partie indurée était ulcérée; la surface ulcérée fut alors grattée avec une curette de Wolkmann ; l'incision fut fermée comme dans la pyloroplastie. Le malade guérit. »

OBSERVATION VII

(Bier, *Soc. Phys. de Kiel*, 1896.)

Une femme tuberculeuse entre dans le service avec tous les signes d'un rétrécissement cicatriciel du pylore.

A l'ouverture de l'abdomen, on trouva un rétrécissement duodénal très près du pylore et très serré. Ce rétrécissement est fendu dans le sens longitudinal et les lèvres de la plaie suturées transversalement. Guérison.

La malade fut suivie pendant deux ans. Les troubles gastriques n'ont pas reparu, mais la phtisie a progressé. Dans ce cas on a fait plutôt une *duodénoplastie*, mais pour obtenir une dilatation suffisante, on a prolongé l'incision sur le pylore.

CONCLUSIONS

I. L'ulcère du duodénum, affection moins rare qu'on ne l'a cru, a une tendance à rester latent, et à se manifester brusquement par une complication redoutable telle que la perforation.

II. Il se manifeste, à l'état chronique, par trois signes : hémorragies intestinales, douleur de la ligne médiane à droite, troubles digestifs ; l'hyperchlorhydrie est très fréquente.

III. A noter, parmi les complications, l'anémie, l'anémie pernicieuse progressive, l'ictère, les abcès du foie, la sténose, la perforation, etc.

IV. La marche de l'affection est lente, entremêlée d'accès paroxystiques, la guérison n'est jamais certaine, il y a souvent récidive ou perforation brusque.

V. Le diagnostic est en général délicat ; le méléna, la douleur siégeant à droite, avec leurs caractères respectifs, permettront de distinguer l'ulcère duodénal et l'ulcère gastrique ; l'absence de troubles digestifs (Bucquoy), l'hypochlorhydrie (A. Robin) ne prouvent rien en faveur de l'ulcère du duodénum ; l'hyperchlorhydrie se trouve aussi bien dans le second que dans le premier.

VI. Le malade doit être soumis à un régime médical sévère : diète lactée et médication alcaline, ou mieux diète absolue et alimentation rectale.

VII. Après échec reconnu du traitement médical longtemps prolongé, on aura recours à l'intervention chirurgicale.

VIII. Si le duodénum est inabordable, adhérent aux organes voisins, si les parois duodénales sont trop épaisses, si la lésion est trop étendue, on donnera la préférence à la gastro-entérostomie.

IX. S'il s'agit d'un ulcère en pleine activité, qui saigne, qui cause de la douleur, s'il est exempt de toute lésion suspecte, libre d'adhérence, on devra employer la duodénoplastie, qui réalise la triple indication : 1º mettre l'organe au repos ; 2º supprimer l'ulcère, cause du mal ; 3º rétablir le cours naturel des matières.

X. La duodénoplastie a été employée sept fois : on a obtenu sept succès ; deux malades sont morts seulement, longtemps après, et de tuberculose pulmonaire.

BIBLIOGRAPHIE

Arnold, The Boston med. and surg. Journ., XCVIII.

Bernard, Complications de l'ulcère du duod. (Gaz. hôp., 1898).

Bier, Soc. Phys. de Hambourg, 1896, et th. de Franke, 1894.

Bouveret, Traité des maladies de l'estomac.

Bouveret et Devic, Tétanie d'origine gastrique (Rev. méd., 1892).

Broussais, th., Paris, 1824.

Burwinkel, Ulcère rond du duodénum (Deutsch. med. Woch., 1898).

Chvosteck, Medic. Jahrb., 1883.

Codivilla. Contributo alla chirurgia dello stomaco, Bologne, 1898.

Collin, Ulcère du duodénum (th., Paris, 1894).

Combes, Ulcère simple de l'intestin (th., Toulouse, 1897).

Comte, Trait. chir. de l'ulcère rond (Sem. med., 1897). — Congrès de chirurgie allemande, 1897.

Cuttler, Boston med., juillet 1897.

Debove et Rémond, Maladies de l'estomac, Paris.

Debove et Renault, Ulcère de l'estomac, Paris, 1892.

Devic et Roux, Ulcère du duodénum, Lyon, 1894, et Lyon médical, 1894.

Donkin, The Lancet, 1890.

Doyen, Chir. de l'estomac et du duodénum.

Dreschfeld, Brit. med. Journ., 1891.

Forgue et Reclus, Thérap. Chir.

FRANKE, Uber die Opération nach Heinecke bei Narbiger Pylorus und Duodenalstenose (th., Kiel, 1894).

GEHRARD et GUTTMANN, Trait. de l'ulcère de l'estomac et du duodénum. Soc. méd. int., Berlin, 1888.

GEORGIEWSKY, Ulcère peptique du duodenum (Bolnitsch Gaz. Botkina, 1895).

GROS, th, Lyon, 1897-1898.

HIRCH, Berl. klin. Woch., 1896,

JABOULAY, Duodénoplastie (Lyon med., 2 juillet 1899).

JOHNSON, Ulc. du duodénum (Amer. Journ. of med. Sciences, 1888).

LANGE, Chronic ulcer of Duodenum (Annals of Surgery, 1893).

LANDÉRER ET GLÜCKSMANN, Jahr. uber die Leist. und fort. in der Ges. medicin., 1895-1896,

LEDDERHOSE, Arch. für klin. Chir., 1899.

LEMOINE, Ulcère simple du duod. (th., Paris, 1872).

VON LEUBE, 26e congrès de la Société all. Chirurgie, 1897.

LOCHE, Essai sur le trait. des affect. de l'estomac et du duodénum (th., Paris, 1893).

MARION, Interv. chir. dans l'ulcère de l'estomac (th., Paris, 1897.

MIKULICZ, Die chir. Behandlung des Chr. Magenschwürs (Berlin. klin. Woch. 1897).

MOROT, de l'Ulcère simple du duod. (th., Paris 1865).

MOULLIN, The Lancet, 1893. John's Hopkins Hospital Bulletin, 1896.

NIEDERGANG, De l'ulcère simple du duod. (th., Paris 1881).

OPPENHEIMER, das Ulcus pepticum duodenale (th., Wurtzbourg, 1891).

PAGENSTECHER, Deutsch. Zeitsch. f. Chirurgie, août 1899 (Die, chirurgische Behandlung des Duodenalgeschwür).

PARRY AND SHAW, On diseases of the Duodenum (Guy's hosp. Reports, 1893).

PLAUCHU, de la Pyloroplastie (th., Lyon, 1899).

RECKMANN, Uber Ulcus duodenale und Seine (th., Berlin, 1893).

RIFORMA MEDICA, 1899. La cura chirurgica dell'ulcero duodenale.

ROSENHEIM, Pathologie und Therapie der Darmkrankheiten, 1893.

Roux, de la Gastro-entérostomie (Rev. de Gynécologie, 1897).

Savariaud, Ulcère hémorr. de l'estomac et duod. (th., Paris, 1898. et Gaz. hôp., 1899).

Sheil Marmaduke, The Lancet, 1895.

Talma, Indic. opér. des mal. de l'estomac, 1895.

    — Klinisch Chir. Bruns., 1896-1897-1898.

    — Deutsch. medicin. Woch., 1896.

Teillais, Ulcère simple du duodénum (th., Paris, 1869).

Terrier, Bulletin Soc. de chirurgie XXIII, 1897-1898.

Tournier, *in* thèse Gros, de l'Alim. rectale, Lyon, 1897-1898.

Tuffier, Bulletin Soc. de Chirurgie XXIII, 1897-1898.

Wanach, Ein Beitrag zur chir. Behandlung des Duodenalgeschwür (Arch. f. klin. Ch., 1898).

West (Samuel), Remarkable cases of gastric ulceration and their resultats (Brith. med. Journal, 1893).

Wheir et Foote, The surgical treatment of round ulcer of the stomach and its sequels (Med. news, 1896).

TABLE

Lyon. — Imp. A. Rey, 4, rue Gentil. — 22332

www.ingramcontent.com/pod-product-compliance
Ingram Content Group UK Ltd.
Pitfield, Milton Keynes, MK11 3LW, UK
UKHW022330070726
13614UKWH00003B/1019